DCA

DIRECTIONAL CORONARY ATHERECTOMY

スターターマニュアル

編集

濱嵜裕司
昭和大学医学部内科学講座循環器内科学部門准教授

添田信之
公益財団法人星総合病院医療技術部長

MEDICAL VIEW

本書では，厳密な指示・副作用・投薬スケジュール等について記載されていますが，これらは変更される可能性があります。本書で言及されている薬品については，製品に添付されている製造者による情報を十分にご参照ください。

DCA for Beginners
(ISBN 978-4-7583-1431-2 C3047)

Editors : Yuji Hamazaki
　　　　　Nobuyuki Soeda

2016. 3. 10 1st ed

©MEDICAL VIEW, 2016
Printed and Bound in Japan

Medical View Co., Ltd.
2-30 Ichigayahonmuracho, Shinjyukuku, Tokyo, 162-0845, Japan
E-mail ed@medicalview.co.jp

刊行にあたって

　Gruentzig先生により世界で最初の冠動脈インターベンションが開始されてから，まもなく40年になろうとしている。この間，Balloon Angioplastyの欠点であった急性冠閉塞や慢性期の再狭窄を克服するために多くのデバイスが開発された。現時点におけるエベロリムス溶出ステントの臨床成績はきわめて良好であり，急性冠閉塞や再狭窄のみならず，第一世代の薬剤溶出ステントが抱えていた血栓症の問題もほぼ克服したといっても過言ではない。やがて生体吸収性スキャフォールド（BVS）が日本でも使用可能となると，さらに長期にわたる良好な結果が期待される。

　このような時代背景の中にあっても，いまだ未解決の問題点のひとつに分岐部病変がある。特に左主幹遠位部と左前下行枝入口部，左回旋枝入口部を含む病変は，患者の生命予後を左右する重要な部位であり，よりクオリティの高い治療手技が求められている。DCAはその重要な役割を担い，2014年日本において復活した。PERFECT Study（Tsuchikane, et al. JACC 2007）で示されたように，分岐部病変に対しDCAを使ってうまく治療すれば，これまでよりワンランクアップした臨床成績が期待され，近い将来，分岐部病変に対する有効な治療法として日本から発信されるであろう。また，若い年齢の患者にはDCA単独またはDCA + Drug-coated balloonといった新たな治療法も魅力的である。DCAは，デバイスが硬くプロファイルが高いため適応病変はかなり限られるが，持っていれば必ず役立つときがある。

　本書は，DCAに関する基礎から応用まですべてを網羅した世界で最初の著書であり，これからDCAを始める若い先生を念頭にわかりやすく解説されている。本書を熟読し理解を深めていただければ，DCAを適切な患者に安全に使用することができ，これまでより明らかにクオリティの高いカテーテル治療が実感できるものと信じている。DCAが復活し普及していくであろう，このタイミングで本書が出版できることは，喜ばしく時宜を得た企画であるといえる。

　本書の刊行にあたってご尽力をいただいた濱嵜裕司先生，DCAの開発に深く関わり，DCA復活の原動力となって働いてくれた臨床工学士の添田信之先生およびニプロ株式会社の関係者に敬意と感謝の意を表します。

2016年2月

公益財団法人星総合病院特任院長　木島幹博

序文

　1992年に当院で初めてのDCAを経験して以来，約800例のDCAを行ってきた。その間デバイスの2回のモデルチェンジがあり，1997年に高速回転DCAを考案し日本各地の先生方に使用していただいた。その後，薬剤溶出ステント（DES）の出現により非常に使用が少なくなり，ついに2008年にガイダント社の製造販売が中止された。われわれDCAの大好きだったユーザーにおいては，寂しい限りであった。

　2010年にニプロで新しいDCA開発の話が持ち上がり，2011年2月28日に私にDCA開発の依頼が届いた。東日本大震災により一時期立ち消えになっていたが，翌年再度計画が始まり，以来どのようにして世の中に出そうか木島先生に御相談し，ニプロの技術者と話をし，さまざまな実験を繰り返し新しいDCAを完成させ，以前のDCAを上回る効率と弱点を克服したものができたかに思えた。しかし，2013年の暮れに加藤先生にお願いして見ていただくと"このままではだめだ！安全を担保しなさい"との意見をいただき，再度改造作業に入った。このハードルが非常に高く何度もくじけそうになったが，加藤先生，木島先生をはじめ多くの先生方からのアドバイスを受け，何とか世の中に出すことができた。現在の形になったものができたのが2015年の冬である。

　現在のPCIはDESが主流であり，ほとんどがステントで治療が完結される。その時代になぜDCAなのかという声が聞かれる。分岐部病変にそのままステントを挿入し拡張すると，側枝の入口が狭窄状態になることが結構な確立で見られる。側枝に何らかのストレスを与えるのは紛れもない事実である。分岐部病変のプラークボリュームが影響しているのではないかと考え，分岐部病変に対してはDCAで削って終わるか，もしくは削った後にステントを挿入するかがよい成績につながるのではと考える。今までのDCA症例を振り返ってみると，optimalなDCA症例は非常によい結果を得ているし，長期予後もすばらしいものがある。しかし，DCAは削り取るという道具の特性から冠動脈穿孔という重篤な合併症が存在することをしっかり認識しなければいけない。そのような合併症を回避するためには，angioとIVUSの読みが大変重要となる。DCAに特化したIVUSとangioの読みが存在し，それを術者のみならずスタッフ全員で理解することにより，より安全なDCAの手技が施行できると考える。また，合併症発生時には如何に素早く処置の対応できるかが鍵となる。皆様にこのデバイスの原理，構造，IVUSとangioの正しい読み方等をよく理解していただき，安全なDCAを施行して患者様に対してよりよい長期予後を目指していただきたいと考える。

2016年2月

編者を代表して
公益財団法人星総合病院医療技術部長　添田信之

CONTENTS

序章　Mission前に押さえておくべきこと

1 DCAの構造　　　　　　　　　　　　　　　　　　　　　木島幹博 12
- DCAとは？　復活までの経緯 …………………………………12
- DCAの構造 ……………………………………………………14
- 現時点におけるデバイスの問題点 ……………………………20
- DCAカテーテルの将来 …………………………………………20

2 DCAの操作法　　　　　　　　　　　　　　　　　　　濱嵜裕司 22
- Step1　DCAカテーテルの準備 ………………………………22
- Step2　DCAカテーテルの挿入 ………………………………28
- Step3　カットの実際 …………………………………………30
- Step4　デバイスの抜去 ………………………………………34
- step5　切除デバイスの取り出し ………………………………35

3 DCAの適応　　　　　　　　　　　　　　　　　　　　濱嵜裕司 36
- 病変形態からの適応 ……………………………………………36
- DCAの使用を控えるべき病変 …………………………………37
- 患者背景からの適応 ……………………………………………37

4 DCAのエンドポイント　　　　　　　　　　　　　　　濱嵜裕司 38
- DCA後に追加治療を予定している場合のエンドポイント ……38
- DCA単独治療を目指す場合のエンドポイント ………………38
- DCAを中断すべき状況 …………………………………………39

5 オリエンテーションはこう理解する　　　　　　　　　朝倉　靖 40
- 側枝を用いる方法 ………………………………………………40

テストカットを確認する方法 ... 41
ガイドカテーテルの側孔を利用する方法 ... 43
IVUSカテーテルのバイアスを利用する方法 ... 44
IVUSとガイドワイヤーの位置関係を利用する方法 ... 48
まとめと筆者からのアドバイス ... 51

I 1st mission まずはここから

1 左主幹部〜前下行枝近位部病変　　濱嵜裕司　54

使用デバイス ... 54
デバイスの挿入 ... 54
キーとなる撮影方向 ... 55
方向性の理解 ... 56
回転の方向 ... 58
切除の実際 ... 59
テストカット ... 60
プラーク切除 ... 61
DCAのエンドポイント ... 61

II 2nd mission 徐々に適応拡大

1 前下行枝中間部〜遠位部，対角枝　　那須賢哉　64

症例選択 ... 64
イメージングデバイスによるプラーク分布の考え方 ... 65
ブランチ法の基本 ... 65
ガイドワイヤーバイアス法の注意点 ... 67
DCA aloneで終了すべき症例はあるか？ ... 68
DCAが有効と考えられるLAD中間部症例 ... 70
まとめ ... 74

2 右冠動脈（入口部を除く） 及川裕二 75

- 使用デバイス ... 75
- デバイスの挿入 ... 76
- キーとなる撮影方向 ... 77
- 方向性の確認 ... 78
- 回転の方向 ... 79
- 右冠動脈に対するDCAのまとめ ... 79

3 左回旋枝（入口部を除く） 五十嵐康己 80

- 入口部を除く左冠動脈回旋枝への適応はまれ ... 80
- 至適撮影方向 ... 81
- カテーテルのwhip motion ... 82
- IVUSによる切除方向の決定 ... 83

III 3rd mission これができればもうマスター！

1 左回旋枝入口部 羽原真人，那須賢哉，土金悦夫 86

- 症例1　70歳代，女性 ... 86
- 症例2　60歳代，男性 ... 89
- 症例3　80歳代，男性 ... 96
- まとめ ... 100

2 石灰化病変 平瀬裕章 101

- DCAと石灰化 ... 101
- 新しいDCA：ATHEROCUT® ... 103
- 石灰化病変に対するDCA適応の実際 ... 104
- IVUSからみた切削しやすい石灰化病変の特徴 ... 105
- 石灰化へのDCAのエンドポイント ... 108
- 石灰化切削時の注意点 ... 109

症例提示 110
　　今後の展望 114

Ⅳ　トラブルシューティング

1　DCAが入らないときの挿入のコツ　　　　　小澤典行　116
　　DCA治療成績と手技を行う際の心構え 116
　　DCAを安全に行うためのステップとデバイス挿入のコツ 117

2　合併症への対応　　　　　　　　　　　　　清野義胤　129
　　冠穿孔 129
　　IVUSにおける血管径の評価 130
　　IVUSにおけるプラークの局在と性状 131
　　テストカット 131
　　冠穿孔をきたした症例 132
　　冠穿孔の対応 136
　　その他の合併症 140
　　今後の展望 141

Ⅴ　カテ室スタッフのためのDCA講座

1　バルーン，ステントとは違います。
　　　DCAではここに注意！　　　　　　　　　添田信之　144
　　DCAの構造と従来品との違い 144

略語一覧

略語	正式名称	和文表記
ACT	activated clotting time	活性凝固時間
BMS	bare metal stent	ベアメタルステンント
DES	drug eluting stent	薬物溶出ステント
DLC	diamond like carbon coating	ダイヤモンド様コーティング
EBU	Extra-back-up	
GW	guide wire	ガイドワイヤー
IABP	intra aortic balloon pumping	大動脈内バルーンパンピング
JCR	Judkins curved right	
LAD	left anterior descending artery	左前下行枝
LCX	left circumflex coronary artery	左回旋枝 / 左冠動脈回旋枝
LMT	left main trunk	左主幹部 / 左冠動脈主幹部
MDU	motor drive unit	モータードライブユニット
OCT	optical coherence tomography	光干渉断層法 / 光干渉断層装置
OM	obtuse marginal	鈍角枝
PCPS	percutaneous cardiopulmonary support	経皮的心肺補助装置
POBA	percutaneous old balloon angioplasty	経皮的古典的バルーン血管形成
RCA	right coronary artery	右冠動脈
TLR	targetl lesion revascularization	

本書内に使用されている機器一覧

商品名	企業名
ATHEROCUT®	ニプロ株式会社
Cypher®	ジョンソン・エンド・ジョンソン株式会社
Eagle Eye®	ボルケーノジャパン株式会社
FLEXI-CUT	アボット バスキュラージャパン株式会社
Grand Slam®	朝日インテック J セールス株式会社
HI-TORQUE IRON MAN®	アボット バスキュラー ジャパン株式会社
Intrafocus® WR	テルモ株式会社
Mach1™	ボストン・サイエンティフィックジャパン株式会社
Navifocus® WR	テルモ株式会社
PROMUS® Elemnt	ボストン・サイエンティフィックジャパン株式会社
Revolution®	ボルケーノジャパン株式会社
TAXUS®	ボストン・サイエンティフィックジャパン株式会社
スポンゼル®	アステラス製薬株式会社

執筆者一覧

■編　集

濱嵜裕司	昭和大学医学部内科学講座循環器内科学部門准教授
添田信之	公益財団法人星総合病院医療技術部長

■執筆者（掲載順）

木島幹博	公益財団法人星総合病院特任院長
濱嵜裕司	昭和大学医学部内科学講座循環器内科学部門准教授
朝倉　靖	葛西昌医会病院循環器内科センター長
那須賢哉	豊橋ハートセンター循環器内科部長
及川裕二	公益財団法人心臓血管研究所付属病院冠動脈疾患担当部長
五十嵐康己	JCHO北海道病院心臓血管センター心臓内科部長
羽原真人	豊橋ハートセンター循環器内科医長
土金悦夫	豊橋ハートセンター循環器内科部長
平瀬裕章	高岡市民病院循環器内科部長
小澤典行	大和徳洲会病院院長
清野義胤	公益財団法人星総合病院心臓病センター長
添田信之	公益財団法人星総合病院医療技術部長

序章

Mission前に
押さえておくべきこと

序章 1

Mission 前に押さえておくべきこと

DCA の構造

木島幹博　公益財団法人星総合病院循環器内科

2014年DCAカテーテルがわが国で認可され復活した。薬剤溶出ステント時代といえども，病変によってはDCAを使用することでより質の高い治療が可能となる。DCAカテーテルを安全に使用するためには，その構造とそれに由来する欠点を理解しながら使用する必要がある。将来，IVUSが搭載されれば安全性は高まり，さらに使いやすくなることが期待される。

DCAとは？　復活までの経緯

　DCAは1990年，アメリカのJohn Simpson先生によって開発され臨床応用が開始された。わが国にも1992年に導入され，当時バルーンによる冠動脈形成術（percutaneous old balloon angioplasty：**POBA**）の大きな問題点であった，急性冠閉塞や慢性期の再狭窄を少なくしうるデバイスとして大いに期待された。

　しかしながら，DCAとPOBAとの最初の大規模比較試験であるCAVEAT研究[1]の結果は，慢性期の再狭窄については両群間で差がなく，急性期の合併症はむしろDCA群で多いと報告された。その後，OARS[2]，BOAT[3]，ABACAS[4]などの研究結果により，IVUSを駆使することでPOBAよりも良好な結果が報告されたが，手技的にシンプルなステントが安全に使用できるようになり，さらに薬剤溶出ステント（drug eluting stent：**DES**）が使用できるようになるとその使用頻度は激減し，ついに2008年製造中止となってしまった。

　しかし，頻度が少ないとはいえDCAがなければ治療ができない病変があることや，PERFECT研究[5]に示されたようにDCAを使うことでより質の高いステント留置ができる病変があることも事実であり，主に日本のインターベンショナリストから復活を強く望む声が多々あった。

　図1にDCAがなければ治療が不可能と思われる一例を示す。左主幹部の遠位部から左前下行枝にかけての高度狭窄であり，回旋枝を含めて4分岐となっている。この症例にステントを留置するとおそらく1～2本の側枝は潰れてしまい，救済することは不可能と予想されたが，DCA aloneでうまく治療できたためにステントを使用せずに終了し，側枝にもなんら影響を及ぼさず，慢性期の再狭窄も認めなかった。

図1 DCA治療例

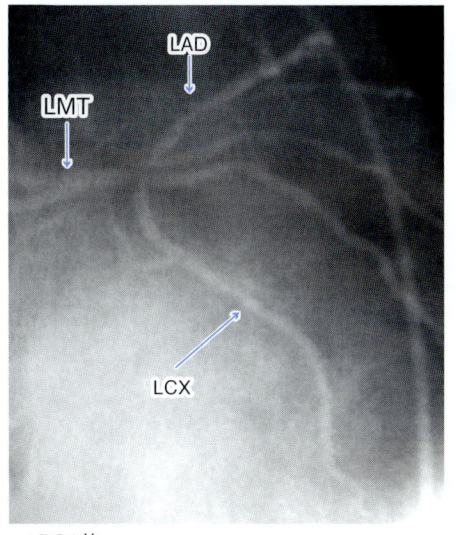

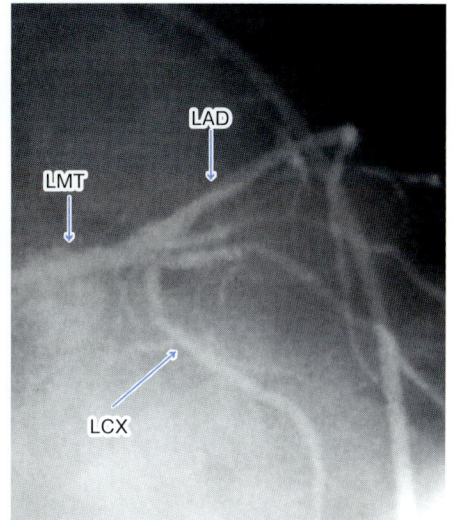

a：DCA前　　　　　　　　　　　　b：DCA後

　幸いなことに，今回，筆者らはニプロ社との協同で新たにDCAを開発し2014年12月に厚労省の認可を得ることができた。基本的な構造は，従来のFLEXI-CUT（アボットバスキュラー社製）とほぼ同じであるが，DCAの効果と安全性を高めるうえで，多くの工夫を凝らした。DCAを安全に使用するためには，DCAの構造をしっかりと理解しておくことがきわめて重要であり，本項ではだれにでも理解できるようにわかりやすく図説したので，使用前にぜひ一読していただきたい。

Point

- 2014年DCAが復活した。
- DCAでなければ治療できない病変がある。
- ステント留置前のDCAが有効な分岐部病変がある。

DCAの構造

図2にDCAの外観を示す。カテーテル先端より、ノーズコーン（切除したサンプルを収納する部分），金属部分のハウジング，カテーテルシャフト，コネクターおよびモータードライブユニットから成り立っている。次に各部分の構造について説明する。

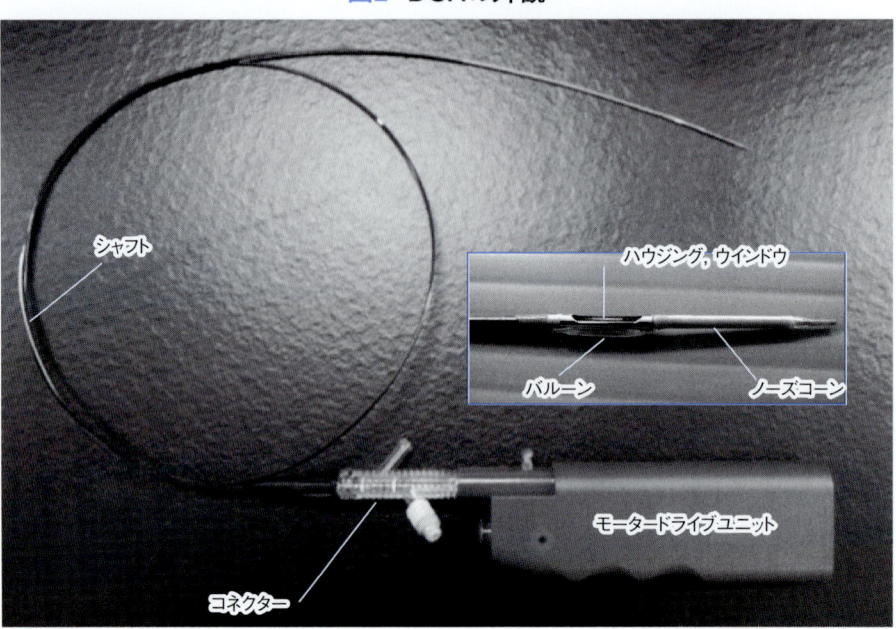

図2 DCAの外観

図3にノーズコーンの構造を示す。材質はポリアミドエラストマーで，表面には親水性コーティングがなされているため血管壁との抵抗が少なくなっている。強度を保つためにブレイドが入っており，収容容積は0.032mLで，従来のFLEXI-CUTの1.1倍である。また先端チップは先細りとなっているため0.0014inchワイヤーとの段差もより少なくなり病変通過性は向上している。

図3 ノーズコーン

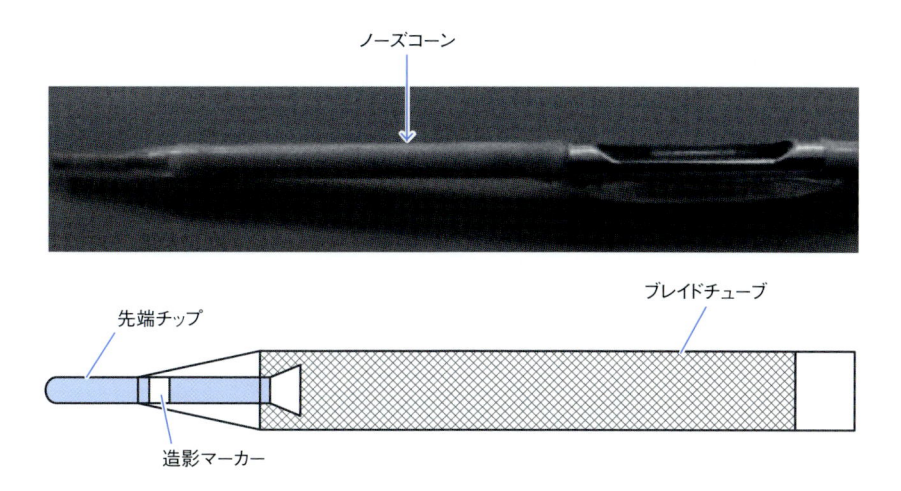

図4に示す金属部分のハウジングは，ステンレス製でウインドウの長さは9mm，開口角度は125°で従来のFLEXI-CUT（127°）とほぼ同等である。外径は1.95mmとFLEXI-CUT（2.1mm）よりも細くなっているため，7Frのガイドカテーテルにも対応できるが，操作性が悪くなるので8Frを推奨する。

今回のATHEROCUT®カテーテルの大きな特徴は，ハウジング内で，ウインドウの遠位部にガイドワイヤーの支持部材を設けたことである。これにより，カッターがウインドウから飛び出す危険性はなくなり，またガイドワイヤーのブレもなくなるために安定した操作が可能となった。

図4 ハウジング

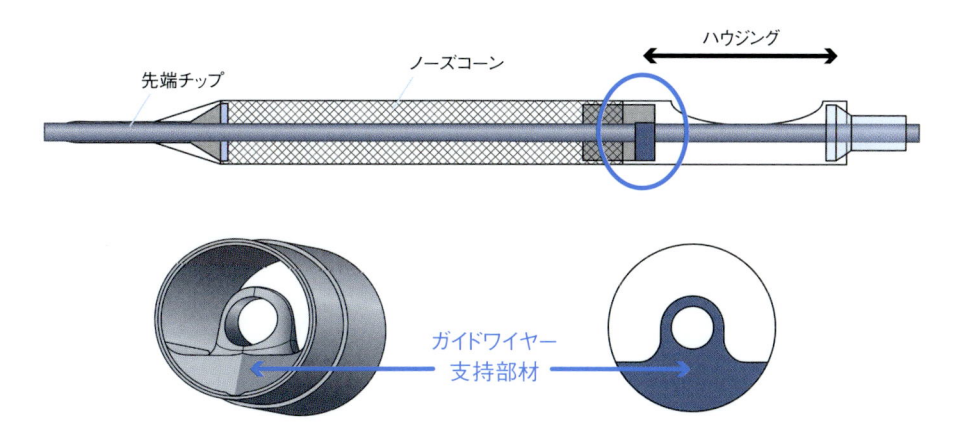

バルーンは偏心性バルーンを採用したために，従来のように拡張圧を上げていったときにバナナ型になることはなく，血管壁への接地面が平面状態になっているためにハウジングの安定性は向上した（**図5**）。**図6**はバルーンのコンプライアンス表である。拡張圧が3atmになるとほぼ最大径となり，4atmでは想定されている血管径を少し超える。バルーンのプロファイルは，ラッピング方法を工夫することで低く抑えている。また，バルーンルーメンにブレイドチューブを用いることでデフレーション時間も短くなった。

図5　バルーン

拡張圧を上げる

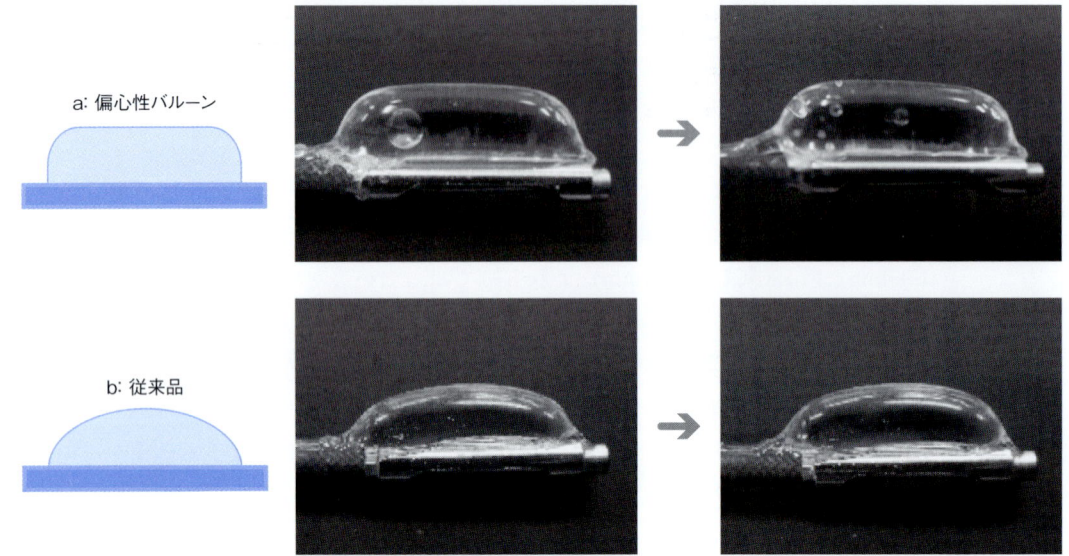

a: 偏心性バルーン

b: 従来品

血管壁への設置面が平面状態に近づき，ハウジングの安定性が向上

図6　バルーンのコンプライアンス表（ワーキングレンジ）

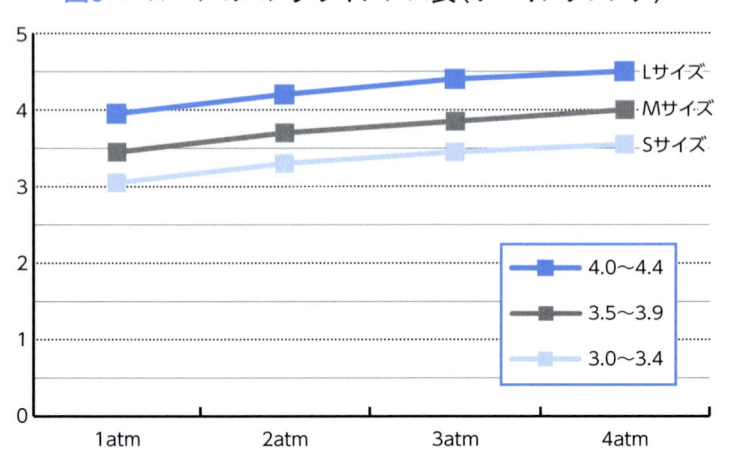

Lサイズ
Mサイズ
Sサイズ

4.0〜4.4
3.5〜3.9
3.0〜3.4

カッター（**図7**）は，ステンレスを採用し，表面にはDLCコーティング（diamond like carbon）をしたためにきわめて硬く，実験的には最も硬いフローライトをも切除可能であった。先端はラッパ状であり，それに続く硬い部分はFLEXI-CUTの12mmと比較し，3mmと短くした。このことにより，FLEXI-CUTを使用したときに生じていた「カッターを引いた際の予期せぬシャフトの回転や冠動脈の過剰な伸展」がなくなり，安全性が向上したと考えている。

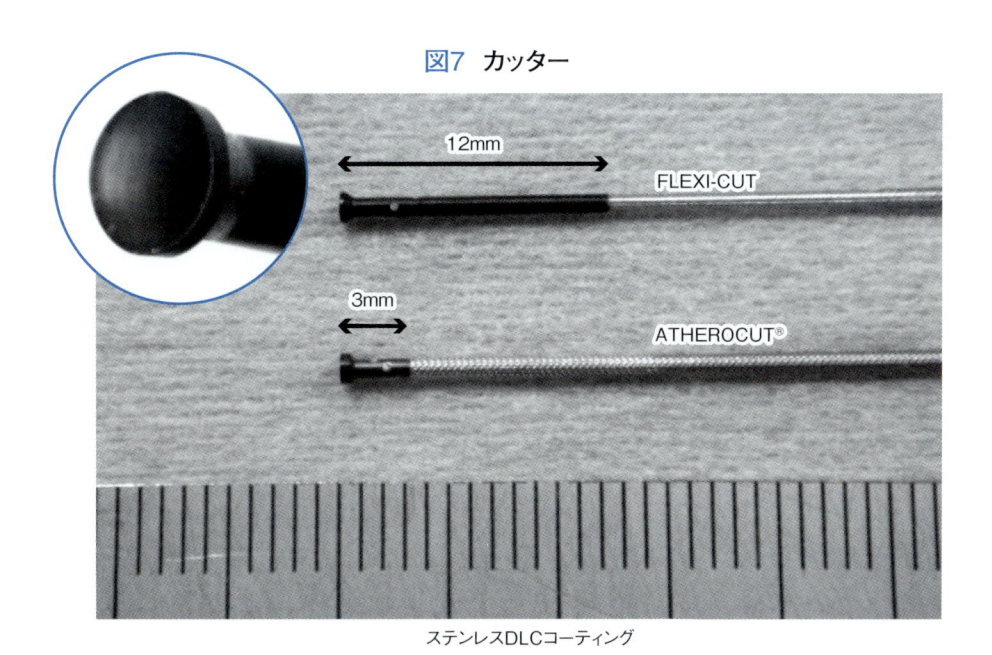

図7　カッター

ステンレスDLCコーティング

　シャフト（**図8**）はポリアミドエラストマーで形成されているが，その断面をみるとドライブシャフトとバルーンルーメンがあり，両者ともにワイヤーメッシュによる網がけ構造となっている。そのためにシャフトの強度やトルク性能が向上している。

図8 シャフト

バルーンルーメン
ポリアミドエラストマー
ドライブシャフト
ワイヤールーメン
二重網がけ構造

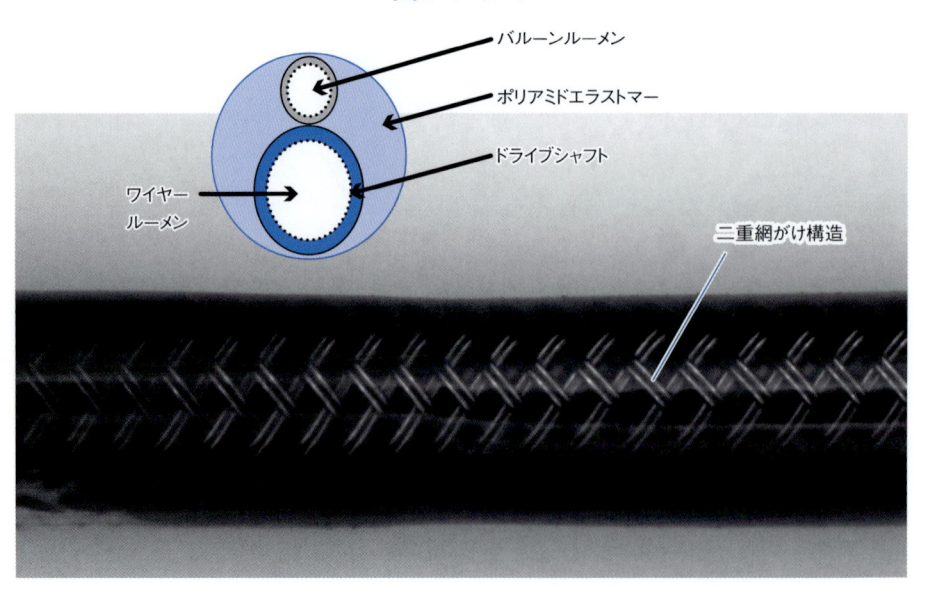

　図9にコネクターとモータードライブユニットの全体を示した。図10はコネクター部分の詳細なイメージ図である。バルーンを拡張するルートやワイヤールーメンをフラッシュするルートが理解できるかと思う。もしもバルーンが拡張できない場合，あるいはデフレーションできない場合，どこに異常があるのか推察するうえで重要である。

　また，うまくフラッシュができない場合にも同様に不具合部分を推察することができる。コネクター部分を強い力で屈曲させるとパッキング部分に隙間が生じ空気が入る可能性があるが，通常の使い方では問題が起こることはない。ドライブシャフトは，ワイヤーメッシュでできているので，水は外からワイヤールーメン内に容易に入りフラッシュができる。モータードライブユニットには12ボルトの電池が入っており，毎分6,000回転とFLEXI-CUTよりもかなり高速回転となっている。高速回転になったことにカッターの材質をきわめて硬くしたことも加わり，切除効率は格段によくなっている。

図9　コネクター&MDU

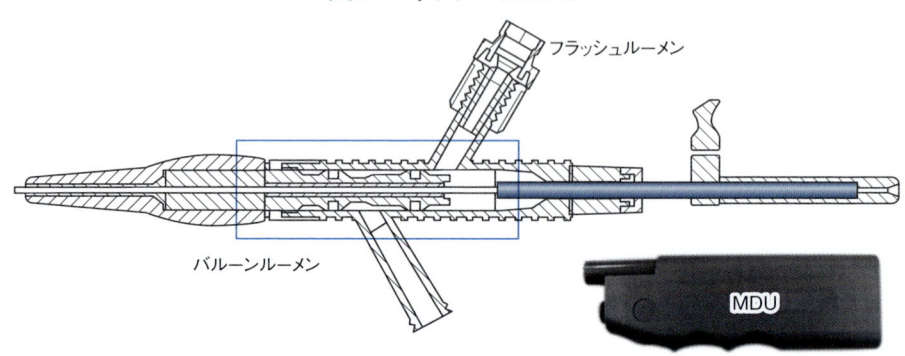

フラッシュルーメン
バルーンルーメン
MDU

図10 コネクター

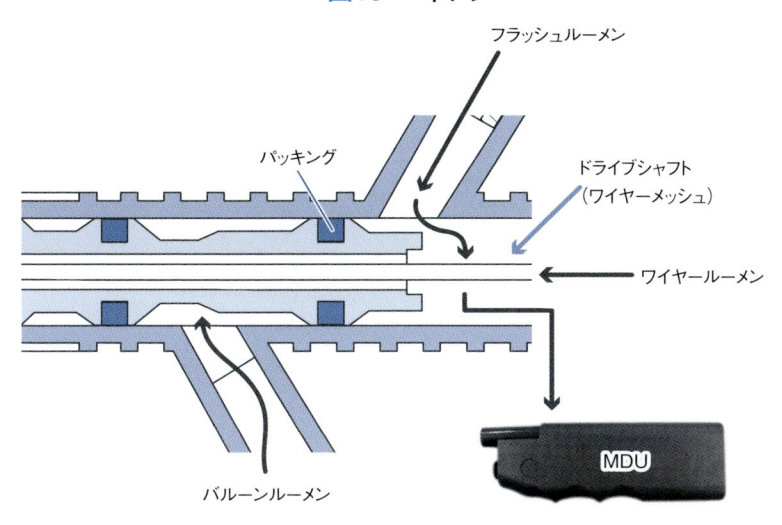

最後に，今回開発したATHEROCUT®カテーテルのスペックを従来のFLEXI-CUTと比較して**表1**にまとめたので参照してほしい。

表1 ATHEROCUT®とFLEXI-CUTの比較

原料	ATHEROCUT®	FLEXI-CUT
カッター	DLCコーティング（ビッカーズ硬度：900）	チタンコーティング（ビッカーズ硬度：550）
仕様		
最大径	φ1.95mm	φ2.1mm
ハウジング（開口部の長さ）	6mm, 9mm	9mm
バルーンの直径	3.0〜4.4mm（3サイズ）	2.5〜4.0mm（3サイズ）
ノーズコーンの収容容積	0.032mL	0.030mL
ガイディングカテーテル	7Fr and/or それ以上	8Fr and/or それ以上
回転数	約6,000回転	約3,500回転

Point

- ハウジング内にワイヤー支持部材を設けた。
- カッターを3mmと短くし回転数を6,000回転とした。
- 7Fr対応だが操作性の点から8Frを推奨する。

現時点におけるデバイスの問題点

　前述したように，今回新たに開発したDCAカテーテルのハウジング内には，ガイドワイヤーの支持部材を設けた。これによりカッターの飛び出しはなくなると思われるが，切除したサンプルがノーズコーンに入らなかったり，いったんノーズコーンに入ると今度はフラッシュしても取り出しにくいという現象が起こった。そのため，支持部材の形状を図4に示したように台形に近い形にすることで，現在はかなり改善している。また，カテーテル自体を7Fr対応にするために細くしてあるので，トルクや視認性にも若干問題が残っており，臨床の現場ではこうした欠点を踏まえたうえでの操作が必要と思われる。

Point
- 7Fr対応としたことでトルク性に問題があり，それを理解したうえでの操作が必要である。

DCAカテーテルの将来

　DCAは，IVUSを見て円周上の切除方向と長軸方向の切除範囲を決定しなければならない。手技は，ある一定のエンドポイントに到達するまで，何度も，IVUSを見てはプラークの取り残しを切除する必要があるので，ステント留置に比べたらはるかに手技として複雑であり，時間がかかり，造影剤も多く必要とする。そのうえ，切除方向を間違うと，冠穿孔というDCA特有の危険な合併症があるため"面倒くさいうえに危険な治療法"であるといっても過言ではない。これを克服するには，DCAカテーテルにIVUSを搭載する必要がある。もしも，このことが実現できれば，安全性は一気に向上し，ユーザーフレンドリーなデバイスとして広く受け入れられる可能性がある。この点についても，近い将来，必ず実現すべく大きなテーマとして取り組んでいるところである。

Point
- 安全性を高めるために，近い将来IVUS搭載は必須である。

文献
1) Topol EJ, Leya F, Pinkerton CA, et al：A Comparison of directional atherectomy wth coronary angioplasty inpatients with coronary artery disease. N Engl J Med 329：221-227, 1993.
2) Simonton CA, Leon MB, Baim DS, et al：Optimal directional coronary atherectomy. Final results of the optimal atherectomy restenosis study（OARS）. Circulation 97：332-339, 1998.
3) Baim DS, Cutlip DE, Sharma SK, et al：Final results of the balloon vs optimal atherectomy trial（BOAT）. Circulation 97：322-331, 1998.
4) Suzuki T, Hosokawa H, Katoh O, et al：Effects of adjunctive angioplasty after IVUS-guided optimal directional coronary atherectomy. The result of balloon angioplasty after atherectomy study（ABACAS）. JACC 34：1028-1035, 1999.
5) Tsuchikane E, Aizawa T, Tamai H, et al：Pre-drug-eluting stent debulking of bifurcated coronary lesions. JACC 20：1941-1945, 2007.

序章 2

Mission 前に押さえておくべきこと

DCAの操作法

濱嵜裕司　昭和大学医学部内科学講座循環器内科学部門

Step1　DCAカテーテルの準備

　カテーテルをパッケージから出してフラッシュを行う。まずフラッシュポートにシリンジを装着して，メインルーメン内のフラッシュを行う（**図1**）。続いて先端チップとモータードライブユニット（MDU）接続部からワイヤールーメンのフラッシュを行う（**図2，3**）。先端チップからのフラッシュにはフラッシュ用キットを用いてもよい（**図4**）。

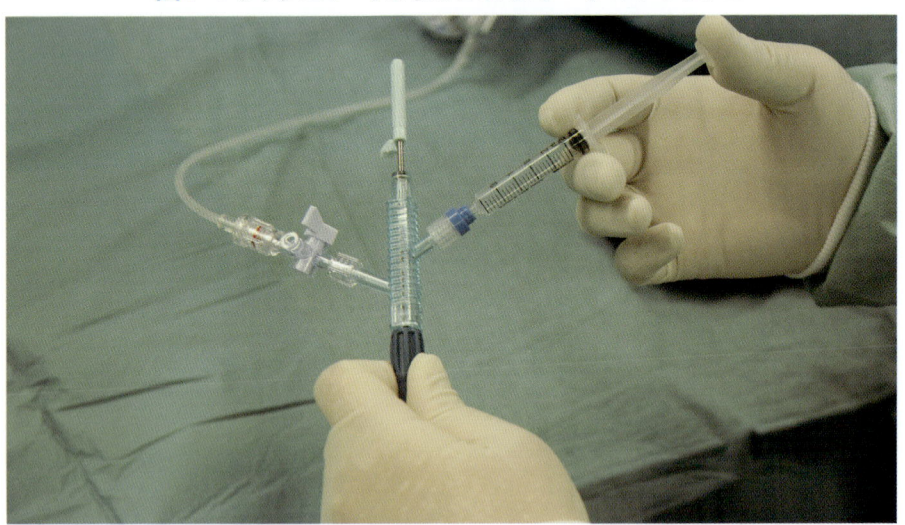

図1　フラッシュポートからのDCAカテーテルフラッシュ

図2　MDU接続部からのDCAカテーテルフラッシュ

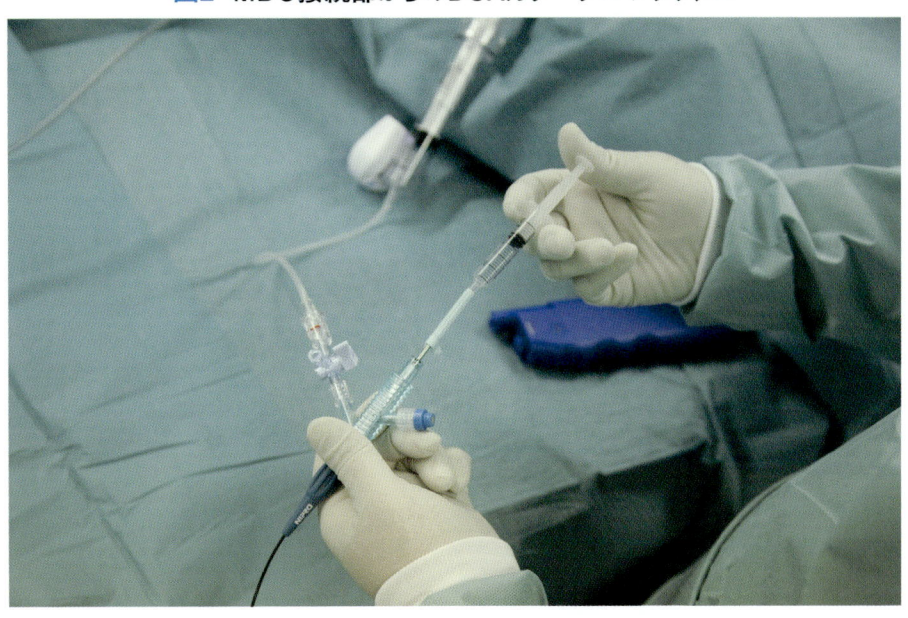

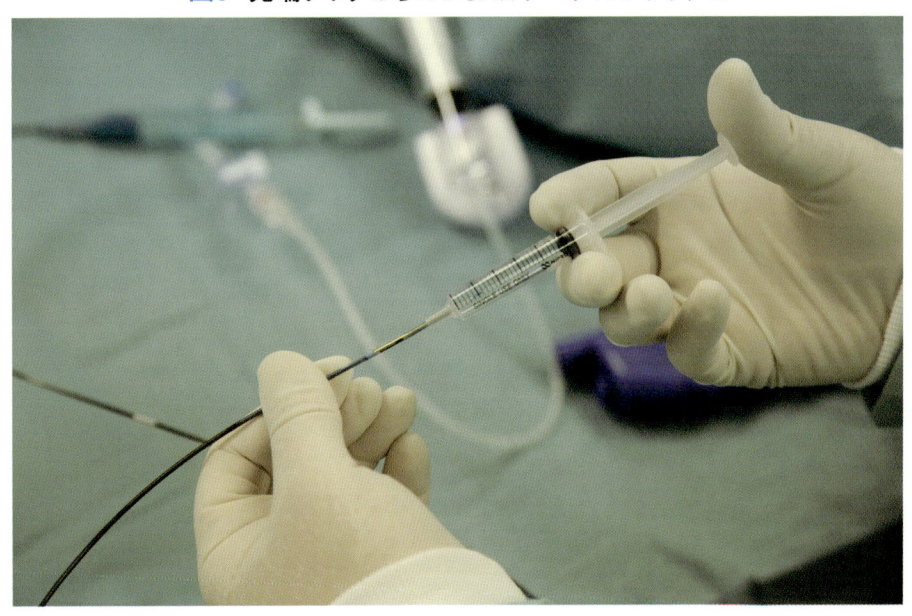

図3　先端チップからのDCAカテーテルフラッシュ

図4 フラッシュ用キットを用いた先端からのDCAカテーテルフラッシュ

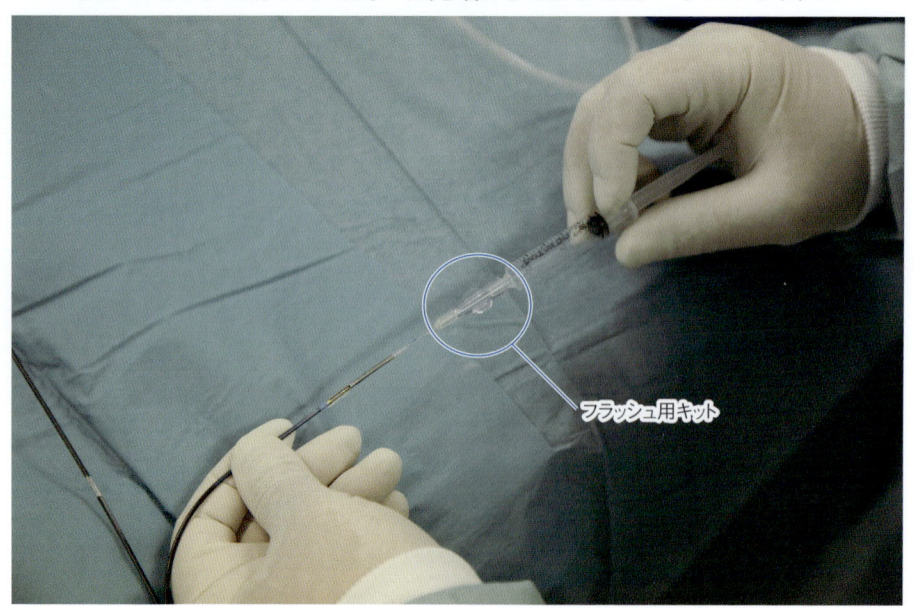

続いてカテーテルのエア抜きを行う。バルーンやステントと同じ方法でよいが、エアは抜けづらいために十分に時間をかけて行う（**図5**）。次に先端チップを上に向けた状態でバルーン拡張を行う（**図6**）。その後、先端チップを下に向けてバルーンを指ではじき、空気を上方に移動させたのちにデフレートすることで完全にエアを排除できる（**図7**）。この作業はエア抜きだけでなく、低圧拡張から始めるDCAでは、低圧拡張でバルーンを冠動脈内で十分に拡張させるためにも必要不可欠である。

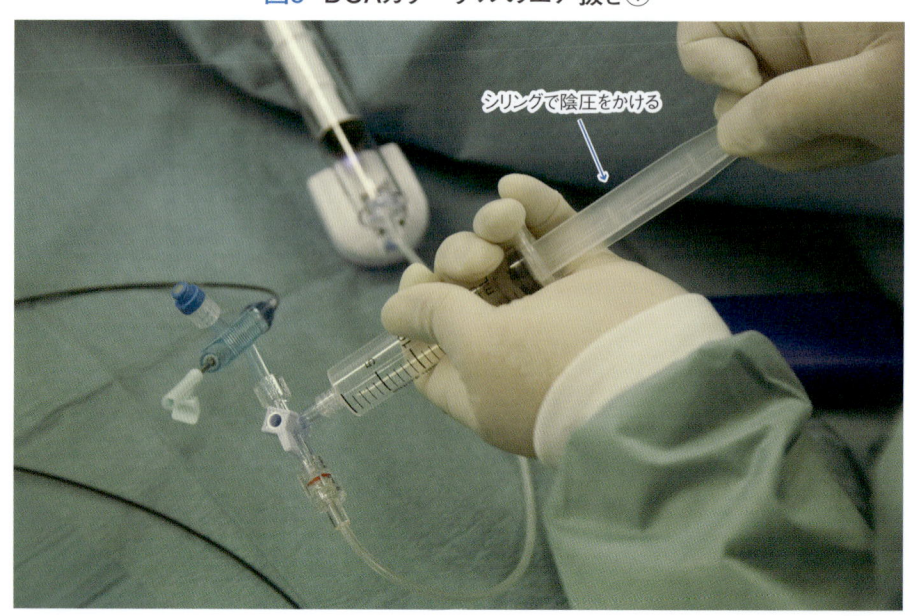

図5 DCAカテーテルのエア抜き①

図6 DCAカテーテルのエア抜き②

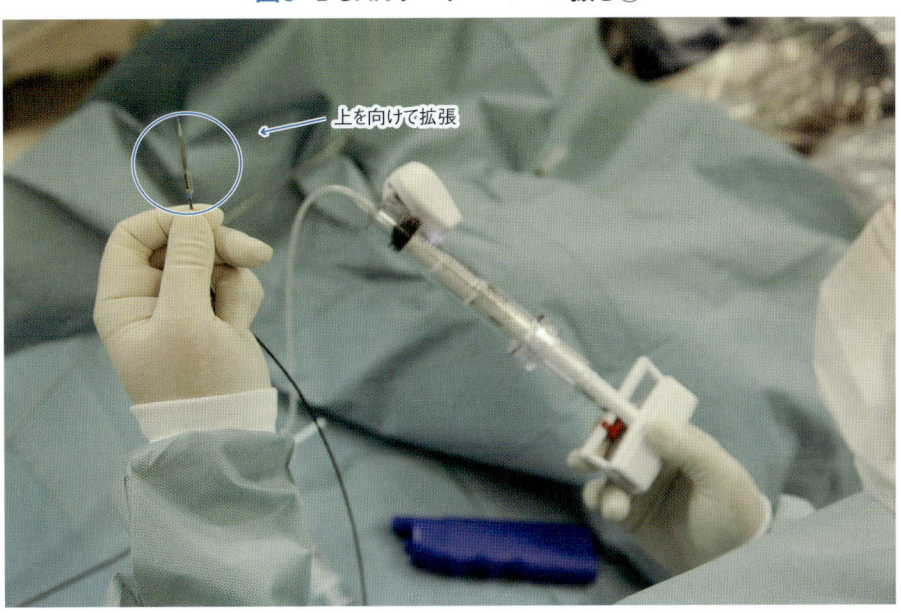

上を向けて拡張

図7 DCAカテーテルのエア抜き③

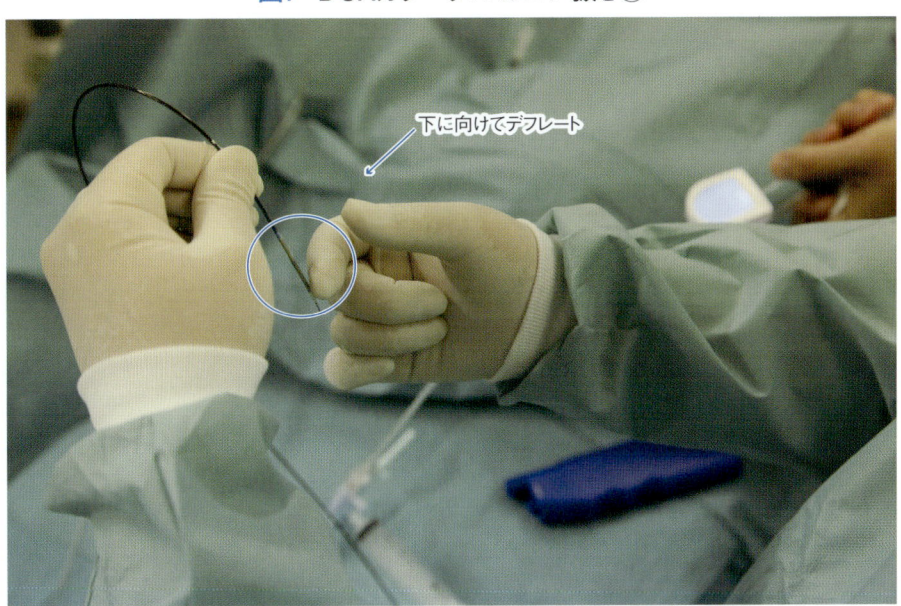

下に向けてデフレート

　MDUは取り出した後，ロックプレートを回転して外す（**図8〜10**）。ロックプレートを外した後，プッシュボタンを押して作動するか確認する。

図8 MDUロックプレートの外し方①

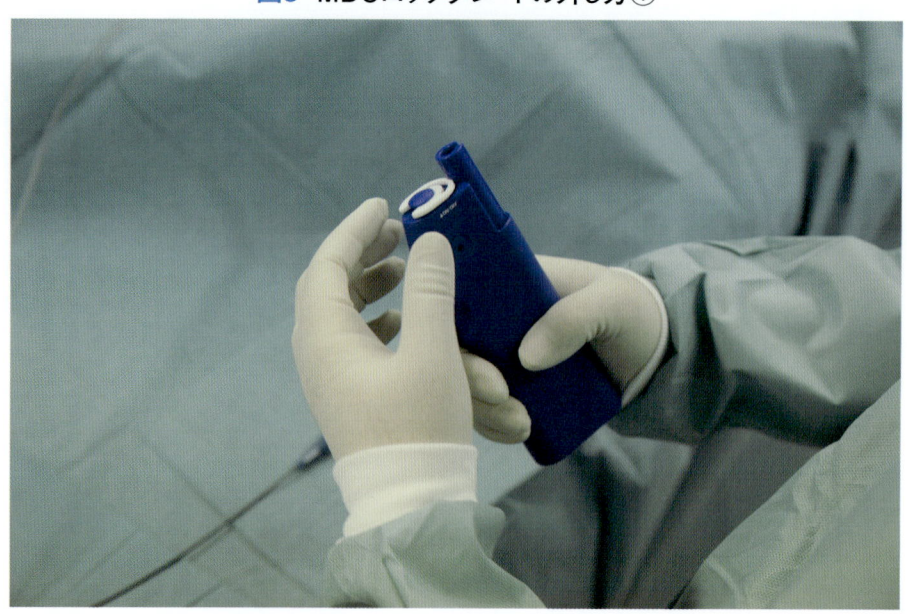

Point
- ロックプレートは手技後デバイス廃棄の際に使用するので捨てないで取っておく。

図9 MDUロックプレートの外し方②

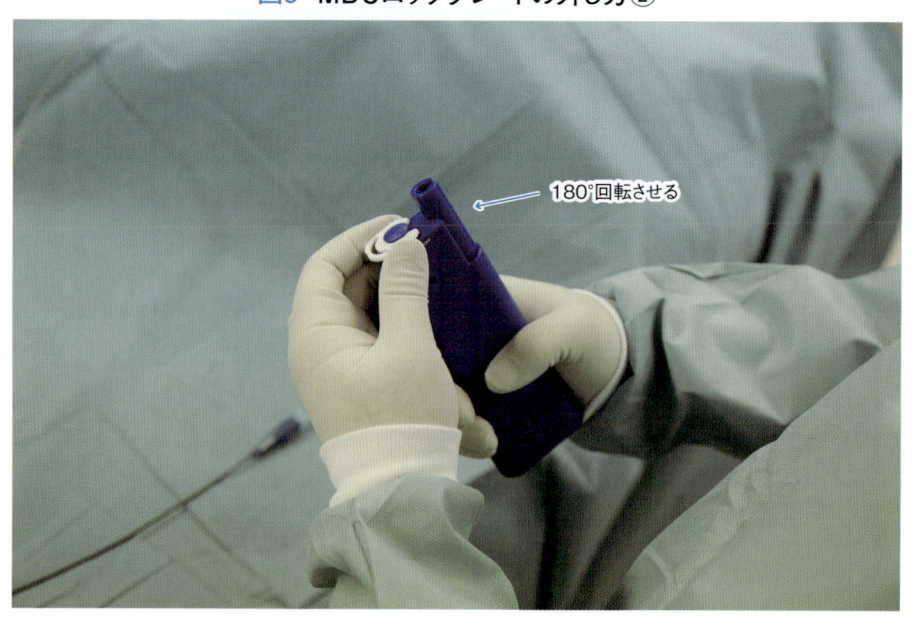

180°回転させる

図10　MDUロックプレートの外し方③

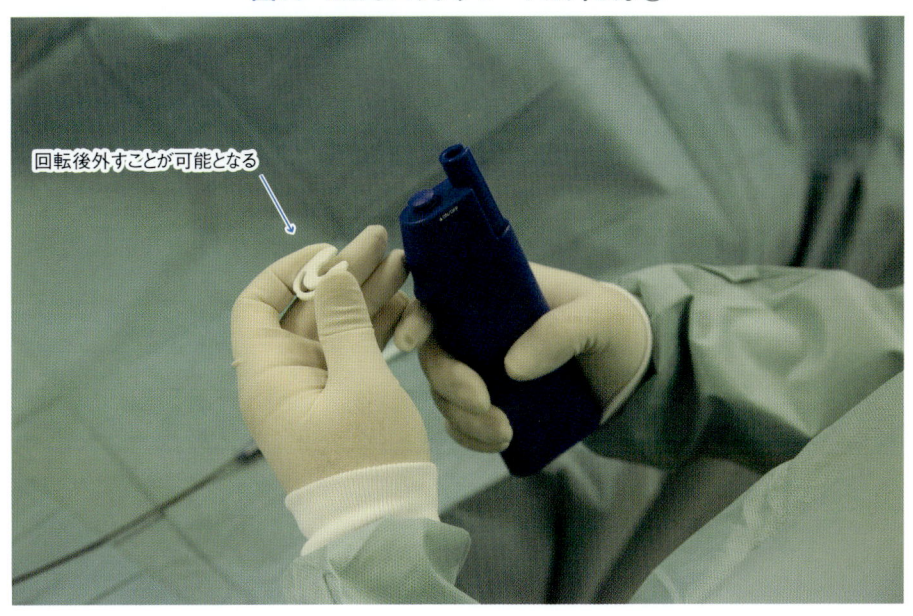

回転後外すことが可能となる

　最後に，DCAカテーテルにモータードライブユニット（MDU）を装着し作動させたうえでシャフトコントローラーを操作し，カッターの回転および動きに問題がないか確認する。

Step2　DCAカテーテルの挿入

　まず，ガイドワイヤーをカテーテルに挿入する。その際には，まずガイドワイヤーインサーターをハウジングよりノーズコーンへ挿入する必要がある（**図11**）。その後，カテーテル先端からガイドワイヤーの近位部を挿入する（**図12**）。ガイドワイヤーがウインドウを通過したら，ガイドワイヤーインサーターを抜去する（**図13**）。

図11　ガイドワイヤーの挿入法①

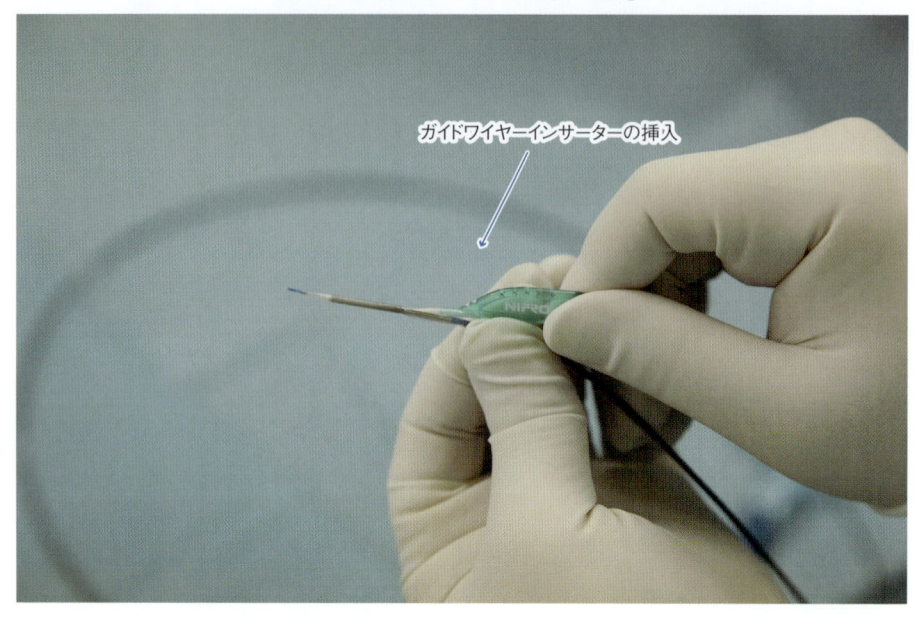

図12　ガイドワイヤーの挿入法②

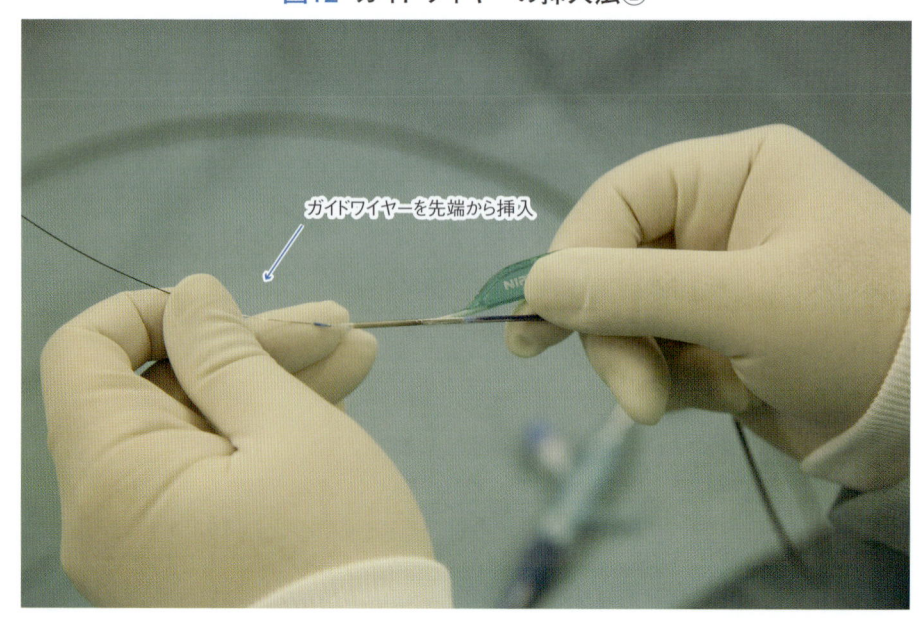

図13 ガイドワイヤーの挿入法③

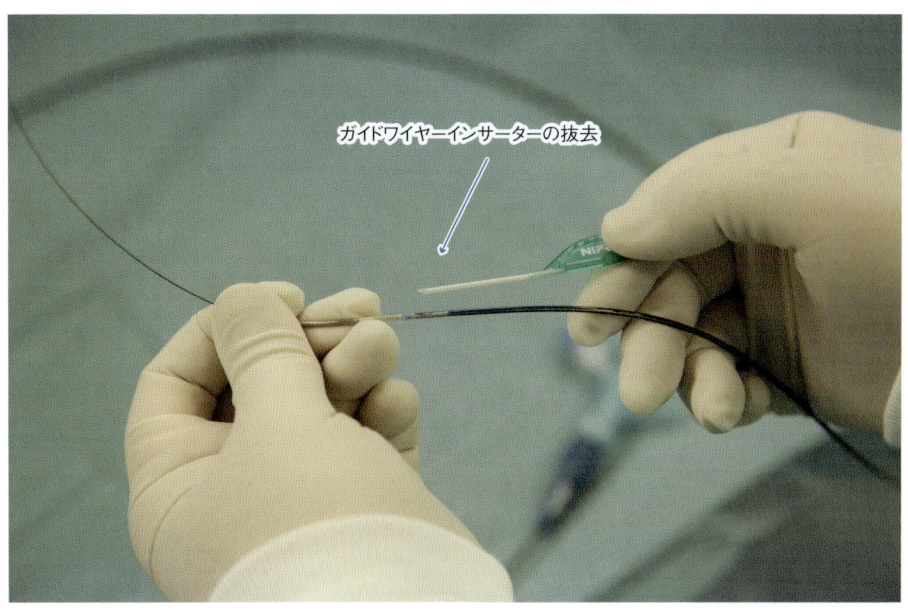

ガイドワイヤーインサーターの抜去

　ガイドワイヤーがDCAカテーテルの近位部から出たら，ガイドワイヤーを保持してカテーテルをガイドカテーテル内に挿入し（**図14**），ガイドカテーテルのカーブの手前まで進める（**図15**）。DCAはバルーンやステントに比べてカテーテルの柔軟性に乏しいために，ガイドカテーテルが通常にエンゲージした状態ではガイドカテーテルのカーブによりDCAカテーテルの通過が困難な場合がある。そのため，ガイドカテーテルのカーブを伸ばすように引き上げて（**図16**）から進めるとスムーズに挿入できる（**図17**）。

図14 DCAカテーテルのガイドカテーテル内への挿入

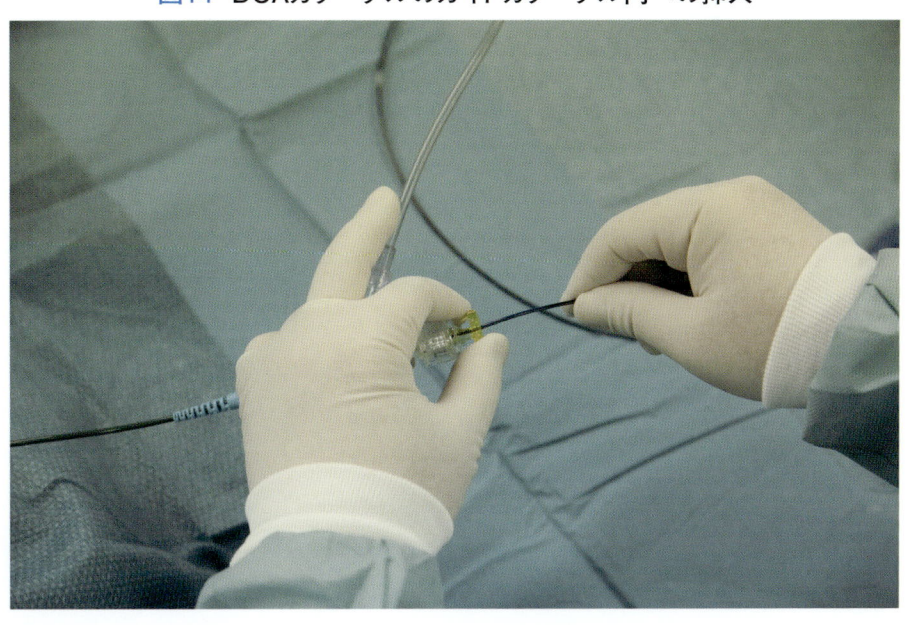

図15 通常のエンゲージポジションでカテーテルのカーブの手前まで挿入

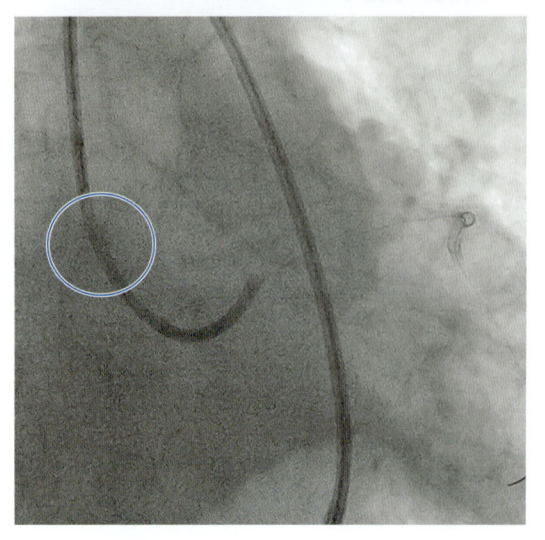

図16 カテーテルを引き上げて冠動脈と同軸をとってからDCAを進める

カテーテルを引き上げる

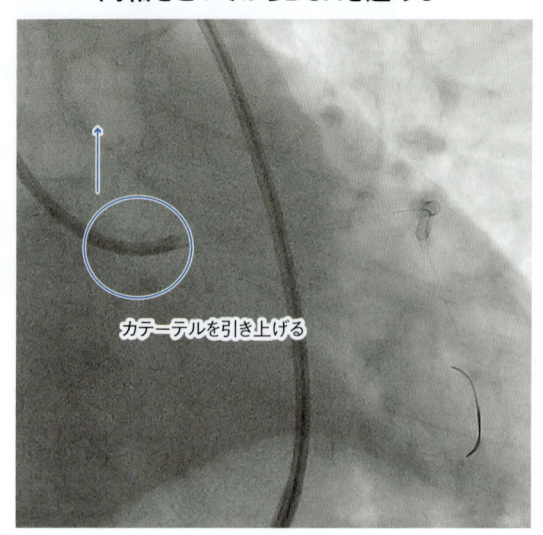

図17 スムーズにDCAを冠動脈内に導入できる

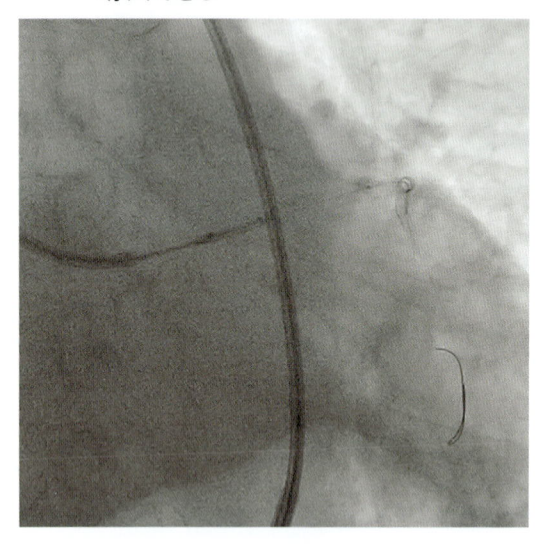

Step3　カットの実際

　病変部付近までDCAカテーテルが到達したら，MDUを装着する。左手でウインドウの位置の前後の調整を行い，その後右手の親指と人差し指でトルクカバー（ローテーター）を回転させて，ウインドウを切除したい部位に向ける（**図18**）。ウインドウの視認性が良好ではないため，ウインドウの位置を認識しやすくするためにカッターを引いた状態で回転を行う。また，カテーテルのトルク伝達も決して良好ではないため，手元の回転が先端に伝わるまで時間がかか

る。そのためにゆっくり回転し，先端が回転するのを確認してから，追加の回転を行うとよい。ウインドウが切除したい方向に向いたら，バルーン拡張を行う。透視上切除したい方向の反対側でバルーンが拡張していることを確認したうえで切除を開始する。

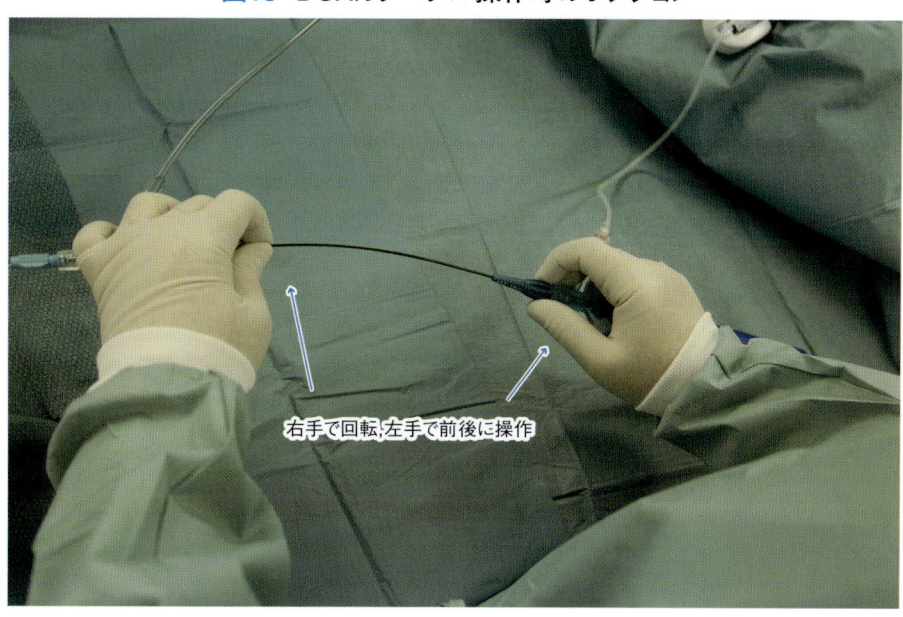

図18　DCAカテーテル操作時のポジション

右手で回転，左手で前後に操作

　切除を行う際には，右手でモータードライブを持ち，人差し指でプッシュボタン，親指でシャフトコントローラーを操作する（図19）。左手はカッターを動かしている間は常にガイドワイヤーを保持して，ガイドワイヤーを固定しておく。カッターが前進している場合には，親指でシャフトコントローラーを用いて引き戻す（図20）。次に人差し指でプッシュボタンを押してMDUを駆動させ（図21），その後カッターを前進させる。カッターに過度な力が加わらないように，親指は腹側ではなく背側で軽くはじくようにして押して進める（図22）。先端までカッターが進んだら，MDUの駆動を停止して，カッターをロックポジションにして固定する（図23）。追加の切除が必要な場合には同様の操作を繰り返す。前後にカテーテルを移動する場合には，切除したプラークの脱落を防ぐためにカッターを前進させた状態で行う。

図19 切除時の手のポジション

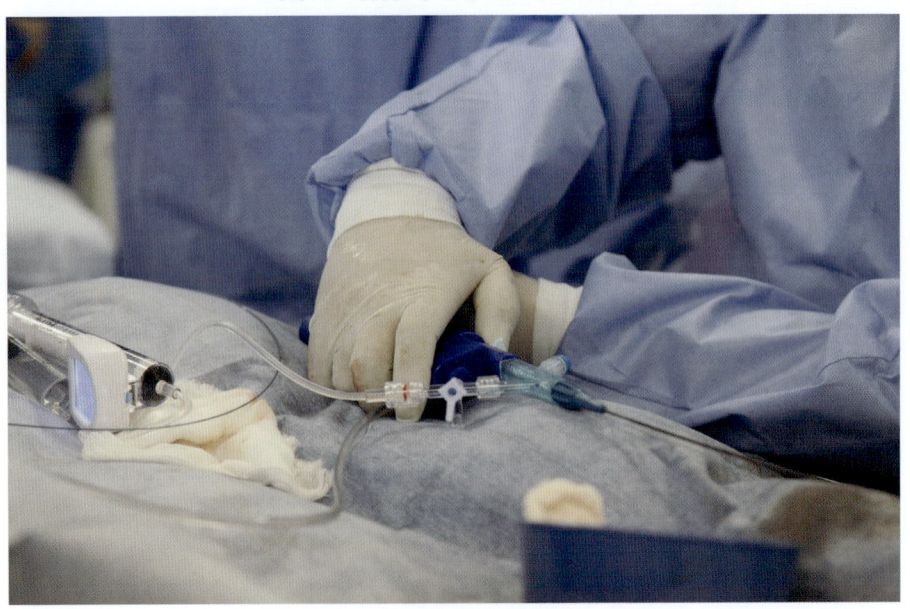

図20 カッターの引き戻し

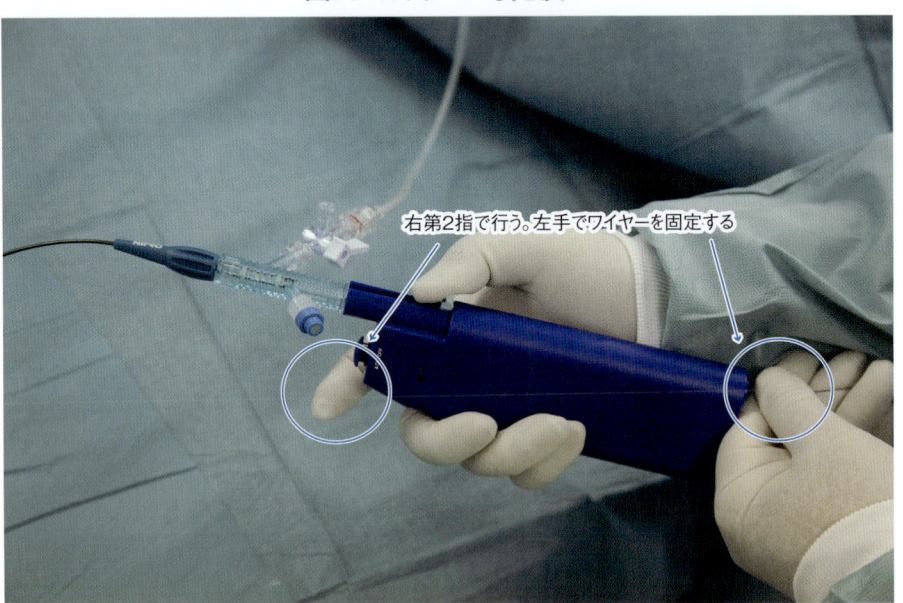

右第2指で行う。左手でワイヤーを固定する

Point
- カッターを動かすときは常にガイドワイヤーを左手で固定する。

図21　MDUの作動

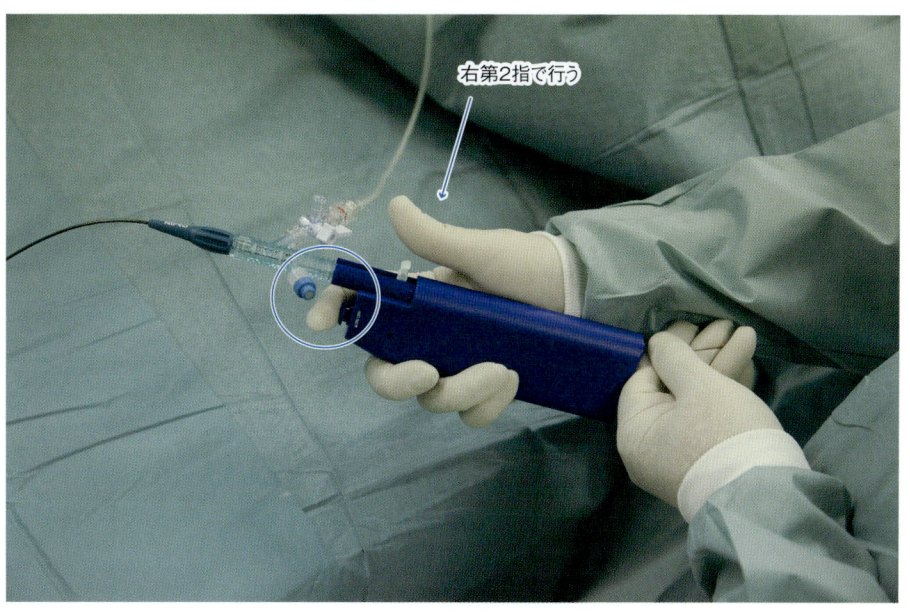

右第2指で行う

図22　カッターの前進

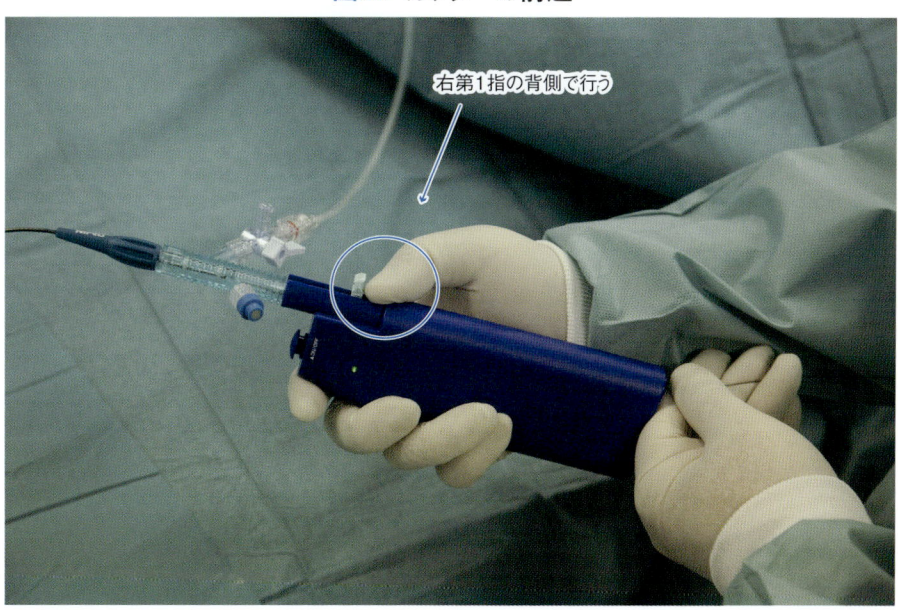

右第1指の背側で行う

Point
- カッターの前進は指の背側で！

図23 カッターの固定

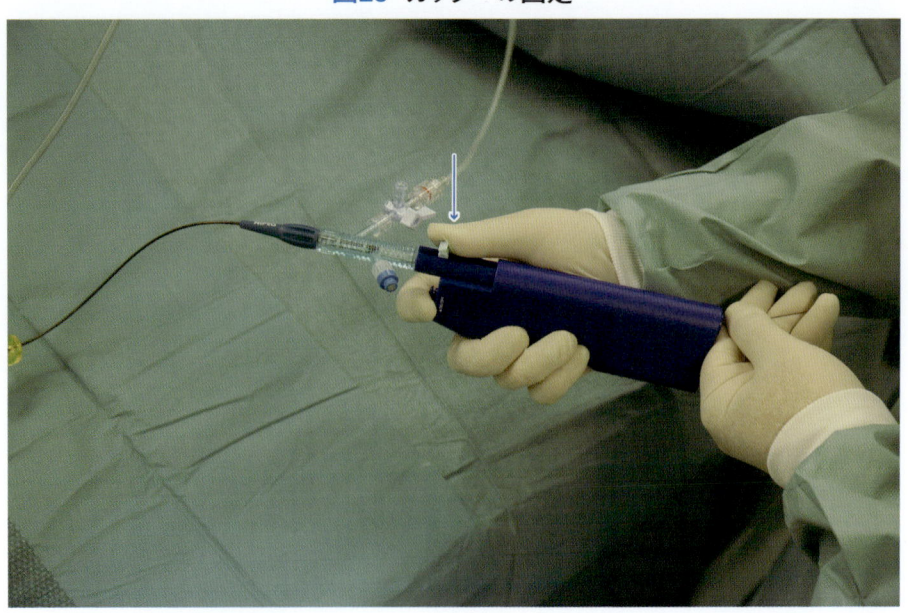

Step4　デバイスの抜去

　切除が終了したら，カッターをロックポジションで固定した状態でMDUを左手で持ち，ガイドワイヤーを右手で押し込む形でデバイスを抜去する（**図24**）。まずガイドワイヤーを残してデバイスだけの抜去を試みるが，切除したプラーク量が多い場合には，抵抗が強くカテーテルだけの抜去が困難な場合がある。その場合には無理をせず，造影所見を確認後にガイドワイヤーと一緒にカテーテルを抜去する。

図24 デバイスの抜去

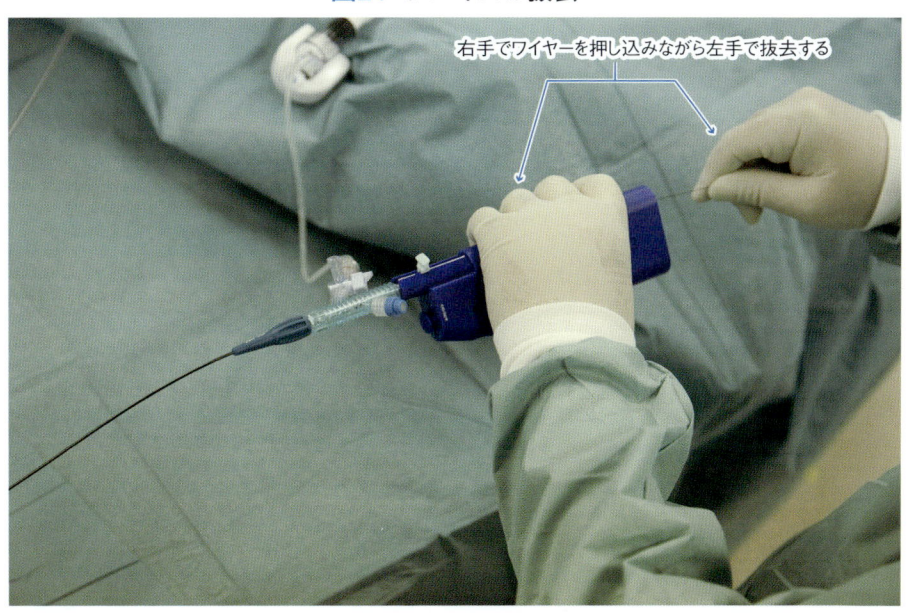

右手でワイヤーを押し込みながら左手で抜去する

Step5　切除デバイスの取り出し

　デバイスの抜去後にカッターを引き戻してフラッシュ用キットを用いて先端からフラッシュを行い，切除組織を取り出す。取りきれない場合には小ゲージの針などを用いてすべての組織を取り出す。

序章 3

DCA の適応

濱嵜裕司　昭和大学医学部内科学講座循環器内科部門

DCAでよい結果を得るためには，適切な症例を選択することが大切である．ここではどのような症例にDCAを用い，どのような症例でDCAを用いるべきでないかを解説する．

病変形態からの適応

DCAの拡張機序から考え，DCAに理想的な病変は次のような病変である．
- 近位部病変
- 限局性病変
- 石灰化のない病変

しかしながら，実際にはIVUSでの観察とDCAカテーテルの挿入が可能で，プラーク切除が有効と思われる病変であればDCAの適応となりうると考えられる．

なかでも特に以下の病変でその有用性が期待される．
- 分岐部病変
- 入口部病変

これらの病変は，いずれもDCAを用いないでステント留置した際には複雑な手技になる可能性があるが，DCAを用いることでその後の手技が容易にできる可能性がある．また，これらを含む長い病変の場合にはすべてをDCAで処理するのではなく，分岐部や入口部だけにDCAを行い，他の部位にはバルーンやステントで治療を行うという方法も考えられる．

DCAの使用を控えるべき病変

高度屈曲した血管の病変
　DCAカテーテルは硬いカテーテルであるため，屈曲した血管に挿入した場合に血管が直線化して血管形状が変化してしまう。そのため，正確な切除方向の理解とデバイスのコントロールが困難となり，適切な切除の実施は困難で合併症発生の危険性が高くなる。病変部だけでなく，病変に至る血管の屈曲が激しい場合にも使用は控えるべきと考える。

attenuated plaqueを認める病変や血栓性病変
　IVUSでattenuated plaqueを認める場合や，血栓の存在が疑われる症例ではDCAの使用でno flowやslow flowの発生のリスクが高いために使用は控えるべきである。

患者背景からの適応

抗血小板薬の使用に問題がある症例
　ステント留置を行わずDCAのみで手技を終了すれば，抗血小板薬の中断はいつでも可能である。非心臓疾患の手術を控えた症例や易出血性の疾患を有するなどの抗血小板薬の継続に問題がある場合は，DCA単独治療を一つの選択肢として考慮すべきである。
　特に術前の場合でoptimal DCAの実施が困難な場合には無理に積極的な切除は行わずに，虚血が生じない程度の拡張を切除で行い，手術後に再度ステント留置を含めた再治療を計画するのも一案である。

Point

- **DCAのよい適応**

病変形態		
・近位部病変	・限局性病変	・石灰化のない症例
病変部位		
・分岐部病変	・入口部病変	
患者背景		
・抗血小板薬の使用に問題のある症例		

- **DCAを避けるべき症例**

高度屈曲病変
attenuated plaqueを認める症例
血栓性病変

序章 4

Mission 前に押さえておくべきこと

DCA のエンドポイント

濱嵜裕司　昭和大学医学部内科学講座循環器内科学部門

DCAのエンドポイントは追加治療の予定の有無により大きく異なる。ここでは追加療法の有無によるDCAのエンドポイントの考え方，およびDCA手技を中断すべき状況を解説する。

DCA後に追加治療を予定している場合のエンドポイント

　DCA後に薬剤溶出ステント（drug eluting stent：DES）留置を考えている場合は，DCAの目的はプラークシフトの予防が主となるため，造影上0%を目標にDCAを行う。

　薬剤コーティングバルーンの使用も，今後保険償還の問題が解決されれば追加治療の選択肢となると考えられる。これまでDCA後の薬剤コーティングバルーンの追加治療のデータはないが，DES同様に再狭窄予防効果が期待できることから，現時点ではDES使用時と同様のエンドポイントでよいと考えている。

DCA単独治療を目指す場合のエンドポイント

　DCAでの単独治療を目指し，かつ低い再狭窄率を目指す場合には，積極的なプラーク切除が必要で，造影上0%になってからIVUSガイドでどれだけプラーク切除を追加するかがポイントとなる。IVUSで%プラークエリア（% plaque area：% PA）50%未満を目標に切削を行うと，良好な慢性期成績が期待できる。個人的にはDCA単独を考慮した場合には%PA40%を目標にしている。

DCAを中断すべき状況

　基本的に合併症が生じたときには速やかにDCAを中止し，合併症に対する処置を開始する。

　No flowやslow flowが生じた場合には，追加の拡張を行うとさらに冠血流が悪化する場合が多いために，DCAは終了して，バルーンやステントなどの追加治療へ移行するべきである。No flowやslow flowは病態としては不安定狭心症で起きやすく，造影で血栓の存在を疑わせる造影像を認める場合には注意が必要である。IVUSでattenuated plaqueの所見を呈する場合は，注意が必要である。

　DCA後に造影で解離を認めた場合には直ちにDCAをやめる必要はない。まずIVUSを行い，解離の生じている場所を特定することが大切である。解離がプラークに生じていてDCAで切除可能な場合には，DCAを追加することで対応が可能である。

Point

- 追加治療を予定している場合
    - 造影上0%を目標にDCAを行う。
- DCA単独治療を目指す場合
    - IVUS上% PA50%未満を目標とする。
- DCAの中断を考慮する場合
    - 合併症の発生。
    - No flow やslow flow を生じたとき。
    - 解離はまずIVUSで状況を確認。DCAの追加で対応可能な場合がある。

序章 5 Mission 前に押さえておくべきこと

オリエンテーションは
こう理解する

朝倉　靖　葛西昌医会病院循環器内科

> わが国では近々，再びDCAが使用できるようになりそうである。DCAで動脈硬化組織を切除するには，IVUSが必須である。そして，IVUSの像を透視画面と3次元的に一致させなければならない。オリエンテーションを誤れば，容易に冠動脈穿孔などの合併症を引き起こしてしまう。本項では，安全に効果的な切除を行うための，IVUSの読影方法について概説する。

■ 側枝を用いる方法

　LADのオリエンテーションでは，側枝が重要である。心エコー図検査の短軸像をイメージすると理解しやすいが，心エコーとは逆で，**図1**のようになる。

　LADの側枝のなかで重要なのは対角枝である。遠位の心筋にもぐったものは別として，近位の対角枝は心外膜と平行に分岐し，例外が少ないために，信頼性が高い。LADと対角枝がぴったり重なる透視方向を見つけることで，IVUS画面と透視を一致させることができる。多くの場合，その方向はRAOCAUである（**図2**）。やや浅めのCAUであることもあるので，RAO30° CAU30° からCAUを少しずつ浅くして適当な角度を見出す。LADと対角枝が重なったこのビューでは，**図1**を3時方向から見ていることになる。すなわち，LADが手前で，重なって見える対角枝が向こう側に存在していることになる。

図1　IVUSから見るLAD

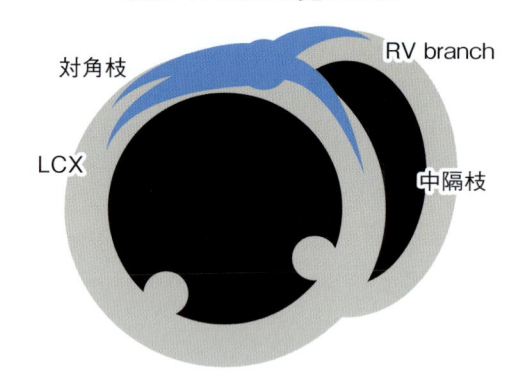

対角枝／RV branch／LCX／中隔枝

図2 RAOCRAとRAOCAUの違い

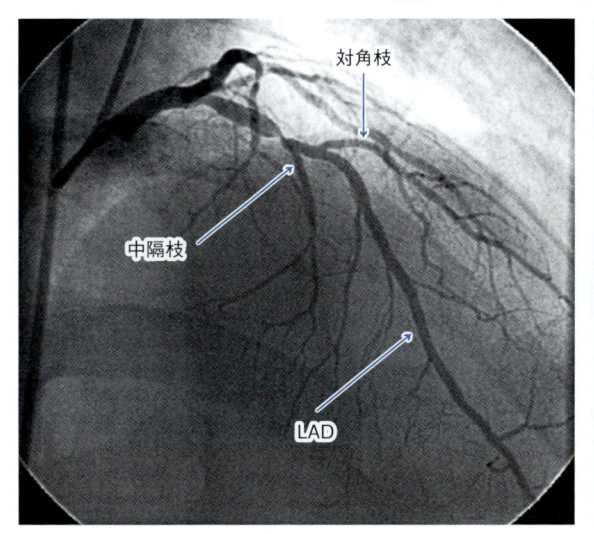

a：RAOCRA
LADの近位部病変の遠位に対角枝が分岐している。

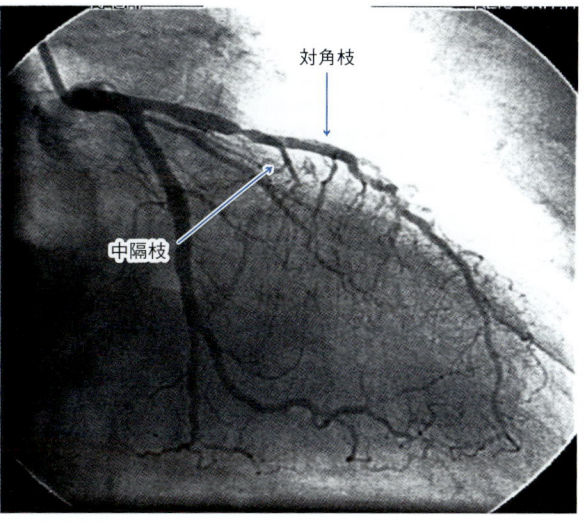

b：RAOCAU
本症例では，RAO30°CAU30°で，LADと対角枝が完全に重なっている。

　一般的に中隔枝は対角枝と150°くらいの角をなすが，分岐方向のばらつきが大きいので，オリエンテーションに用いることは勧められない。LCXは対角枝より30°反時計方向から分岐することが多いが，中隔枝以上にばらつきが大きい。房室間溝という溝から起始するために，分岐方向がさまざまである。その観点から，RCAとLCXを側枝でオリエンテーションすると落とし穴に落ちる可能性がある。房室間溝で反転して分岐する側枝もあり，その場合，まったく反対の方向と勘違いする可能性がある。

Point

- LADのオリエンテーションは側枝を利用。
- 対角枝は心外膜と平行に分岐。
- RAOCAUでLADと対角枝が重なることを確認。

テストカットを確認する方法

　色々な方法でオリエンテーションした後に，DCAで1回切除をして，それが正しいか，あるいはどのくらいずれているかを認識する方法である。**図3**の症例は，LAD近位部に狭窄病変を有する。RAOCAUでは，LADと対角枝が完全に重なっている（**図3b**）。ここをIVUSで観察すると，1時半方向に対角枝が分岐していることがわかる（**図3c**）。すなわち，透視のRAOCAUはLADが手前で，重なる対角枝を奥に見ることになるので，7時半方向から見ていることになる。そして，

RAOCAUの画面の上方は4時半,下方は10時半に相当する。病変部のIVUS（**図3d**）では,プラークの分布は求心性であるものの10時半方向が最も厚い。

そこで,RAOCAUの下方に相当する10時半方向を1カットすることとした。このときに高い圧をかけてはならない。内腔がないときには,低い圧でも深い切除となることがあるためである。このときは10psiで切除を行った。RAOCAUでDCAのハウジングが下を向いていることがわかる（**図3e**）。この直後のIVUSを観察すると矢印の10時半の方向に切除の痕が確認できる（**図3f**）。すなわち,オリエンテーションが正しかったと判定できる。ここでぴったり正確にあっている必要はない。多少のずれがあれば,そのずれを認識すればよい。

図3 症例提示①

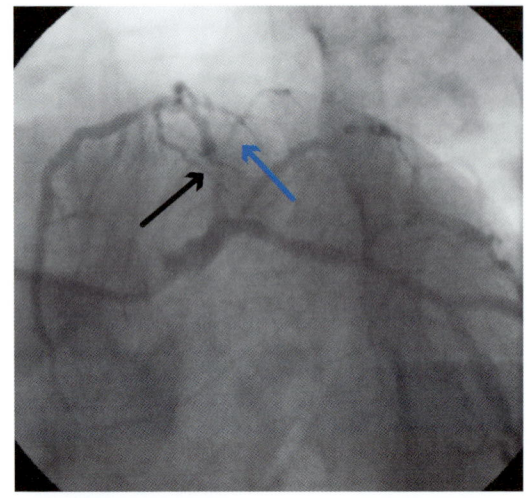

a：高度狭窄,分岐部病変
LAD近位部の➡に高度狭窄を認める。その遠位に対角枝が分岐する（➡）。

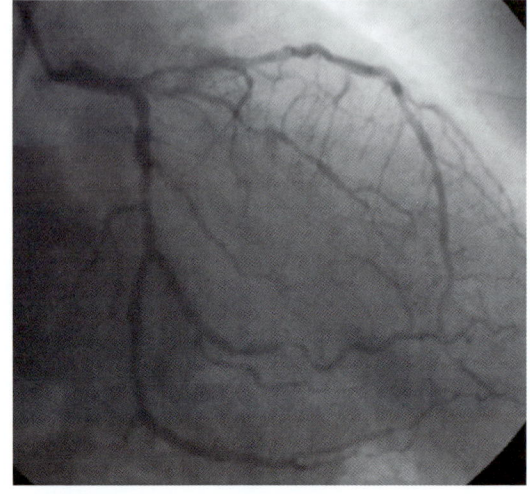

b：RAOCAU
この透視方向では,LADと対角枝がオーバーラップしている。

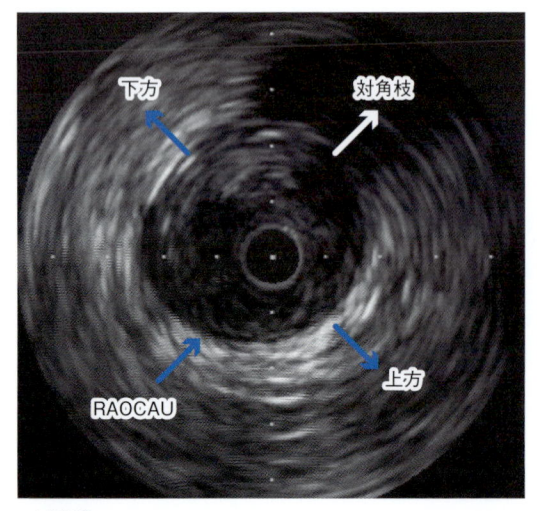

c：IVUS
RAOCAUでは手前にLADがあり,向こう側に対角枝がある。LADから時計方向に90°回転すると下方,反時計方向に90°回転すると上方になる。

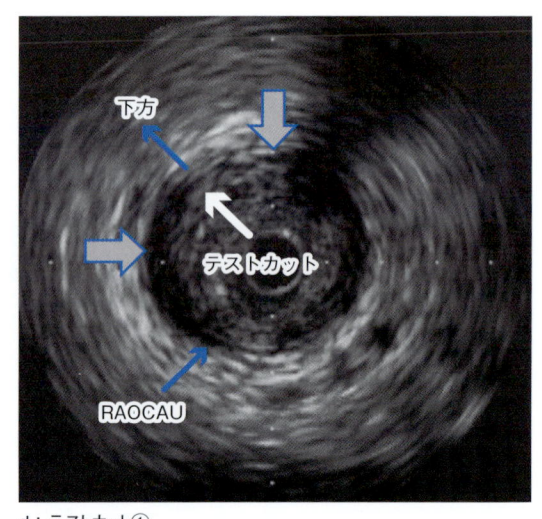

d：テストカット①
最もプラークの厚い10時半方向にテストカットを行うこととした。RAOCAUでは,下方に相当する。

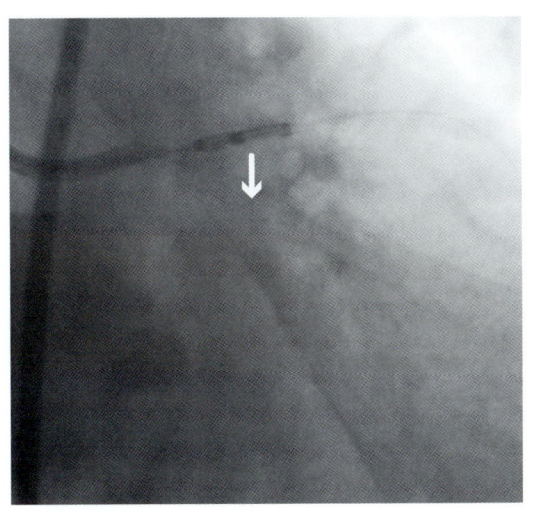

e：テストカット②
DCAのハウジングは矢印の下方を向いている。

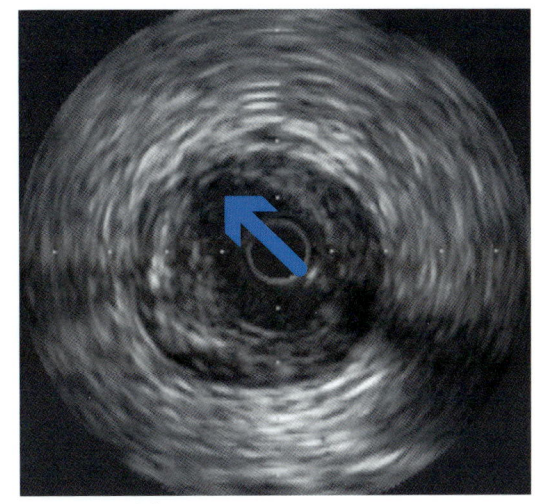

f：テストカット直後のIVUS
矢印方向が切除されていることがわかる。対角枝によるオリエンテーションが正しかったと判断できる。

Point

- 1回カットしてIVUSで確認することが重要。

ガイドカテーテルの側孔を利用する方法

　ガイドカテーテルの側孔が開口している方向は，その企業により決まっている。最も一般的なものは，カテーテルの小彎側であるが，90°異なる横に開口しているものもある。**図4**の症例で用いた右のJudkinsカテーテルは，小彎側に側孔を有していた。LAOでみると画面左向きに，側孔からの造影剤の漏れが観察できる。この側孔をIVUSで観察することによりオリエンテーションは容易になる。**図4b**のIVUS像では10時方向に側孔が見える。すなわちLAO viewは7時から見ていることになる。

　この方法は特にRCAの症例で有用であり，しかも容易である。しかし，RCAが3次元的に屈曲している症例では，判断を誤る可能性があり，注意が必要である。

図4 ガイドカテーテルの側孔

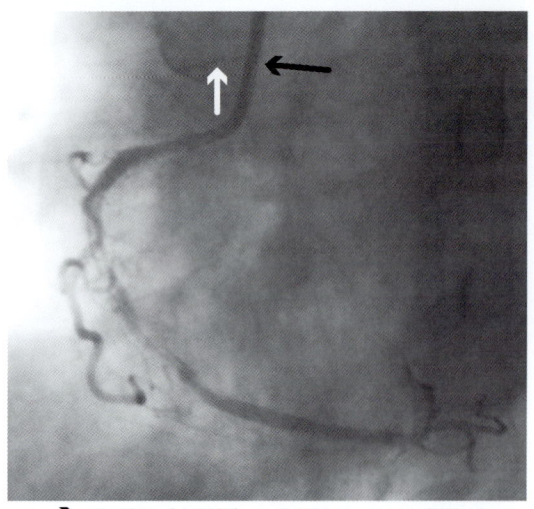

a: ➡の反対側（小彎側）にガイドカテーテルの側孔がある。側孔から出る造影剤が見える（⇨）。

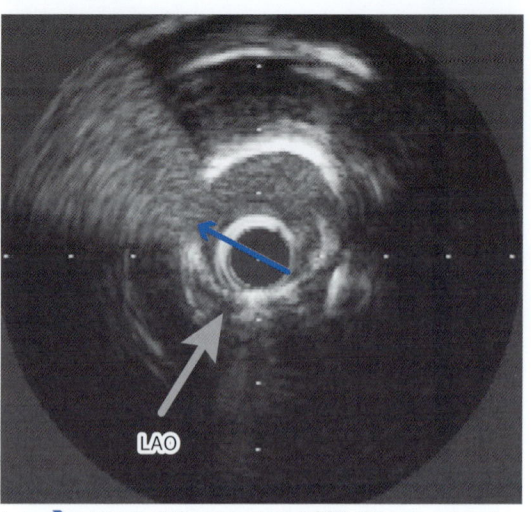

b: ➡に IVUS でガイドカテーテルの側孔が見える。LAO view では，側孔が左側なので，7 時から見ていることになる。

> **Point**
> ● RCA ではガイドカテーテルの側孔を IVUS で確認。

IVUSカテーテルのバイアスを利用する方法

　冠動脈は心臓の表面を走行するために，かならず立体的であり，まっすぐではない。また，ガイドカテーテルにも必ず屈曲がある。この曲りと，IVUSカテーテルの走行を利用するのが本方法である。すなわち，曲がった腔の中では，IVUSカテーテルは，腔の中心ではなく，バイアスを生じながら，腔の壁と接触しながら走行することになる。

　図5の症例で，IVUSを挿入したところ，図5bの走行を呈した。IVUSカテーテルが，RCAの最も大彎側あるいは小彎側に偏移する部位を探してみる。まず図5cのRCA中間部ではIVUSカテーテルはRCAの内腔の大彎側に位置している。ここでIVUSを観察すると，IVUSカテーテルは5時方向で血管内腔に接している（図5d）。

図5 症例提示②

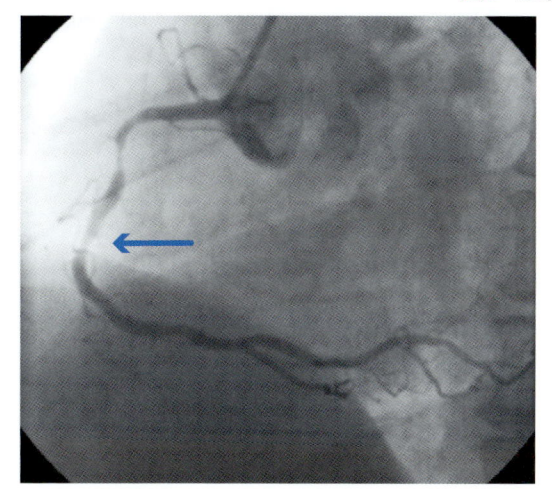

a：RCA 病変例

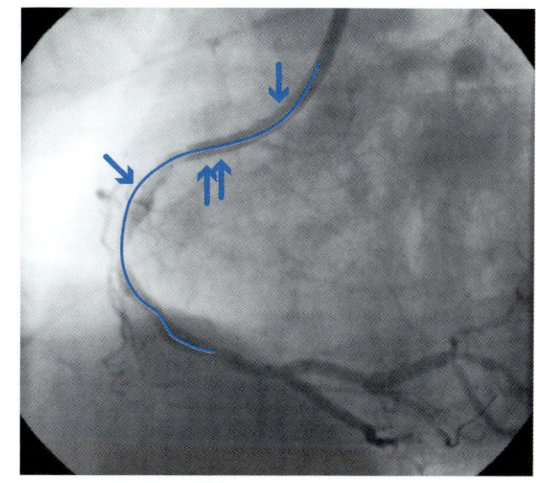

b：IVUS カテーテルの走行

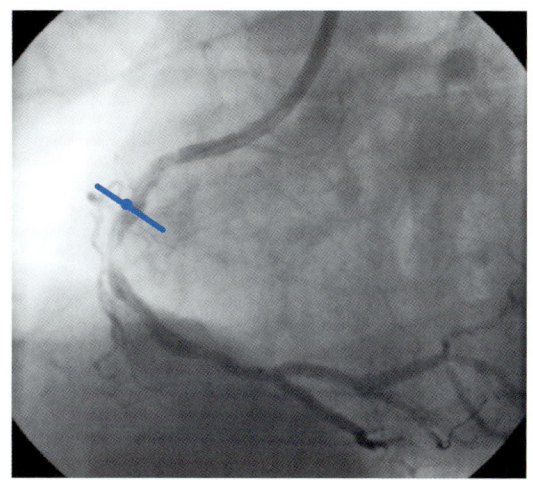

c：RCA 近位部
この部位では，IVUSカテーテルはRCA内腔の大彎側に偏移している。

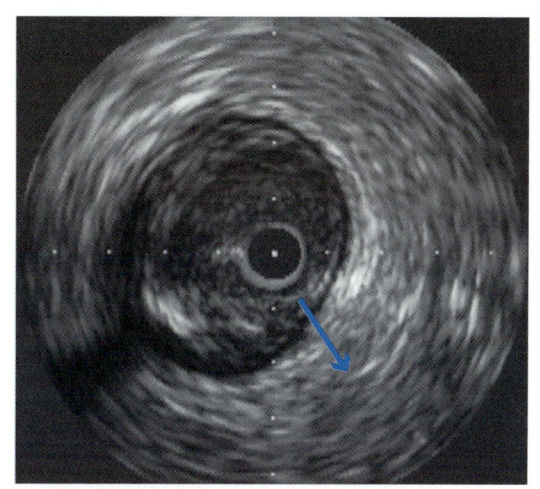

d：RCA 近位部の IVUS
IVUSカテーテルはRCA内腔の5時で血管壁に接している。すなわち，矢印の方向がLAOでの大彎側に相当する。

　　すなわち，5時が大彎側であると考えられる。これは他の部位でも確認して，精度を高める。**図5e**のRCA近位部では，LAOの透視では，IVUSカテーテルは小彎側にある。IVUS像では11時方向で血管内腔に接している（**図5f**）。すなわち，11時方向が小彎側である。同様の確認をガイドカテーテルでも行う。ガイドカテーテル遠位端では，IVUSカテーテルは小彎側にあり，IVUSでは11時である（**図5g，h**）。

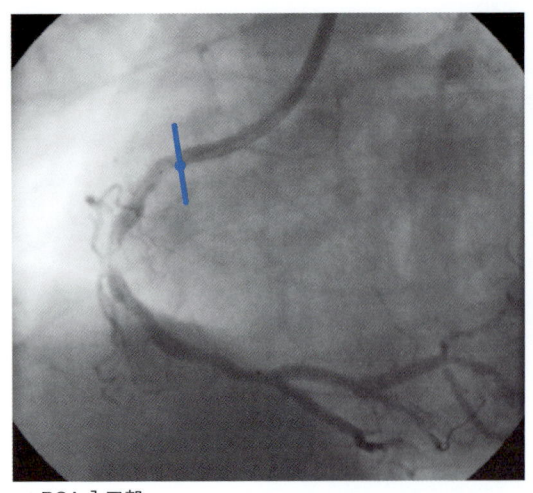

e：RCA 入口部
この部位では，IVUSカテーテルはRCA内腔の小彎側に偏移している。

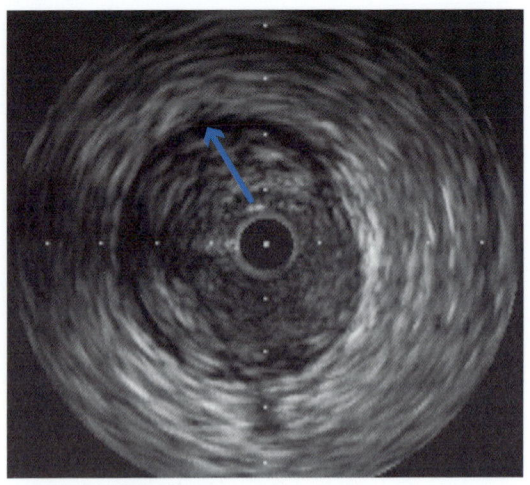

f：RCA 入口部の IVUS
IVUSカテーテルはRCA内腔の11時で血管壁に接している。すなわち，矢印の方向がLAOでの小彎側に相当する。

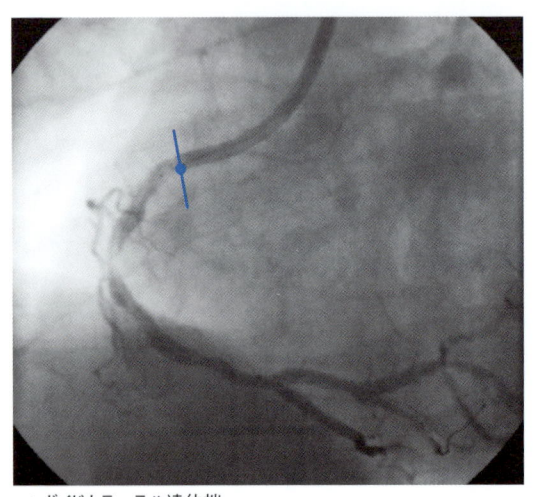

g：ガイドカテーテル遠位端
この部位では，IVUSカテーテルはガイドカテーテル内腔の右下方に偏移している。

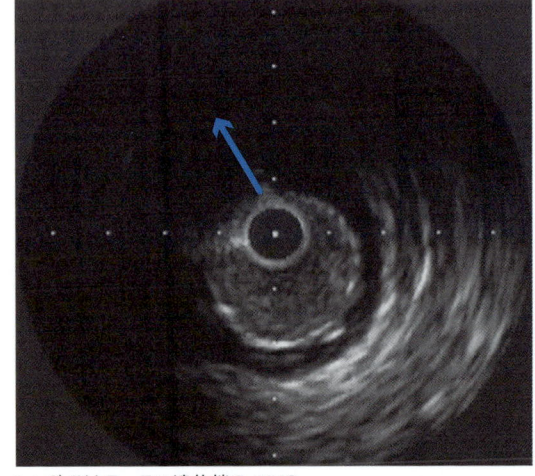

h：ガイドカテーテル遠位端の IVUS
IVUSカテーテルは11時方向でガイドカテーテル壁に接している。すなわち，矢印の方向がLAOでのRCAの小彎側に相当する。

　少し近位になると，透視で大彎側にあり，IVUSで5時である（**図5i**，**j**）。4点すべてが確認できたことになる。病変部位のIVUS像では，8時方向が最も厚いプラークであった（**図5k**）。

　11時が小彎側で，5時が大彎側であることから，LAOは2時から見ていることになる。すなわちプラークは，LAOでは手前に薄く，奥に厚いと判断される。RAOはLAOから時計方向に90°回転することになるので，IVUSの5時方向から見ることになる。プラークはRAOでは左に存在することになる。

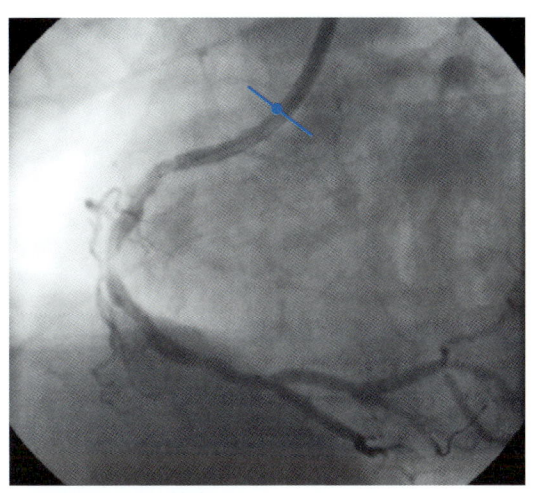

i：ガイドカテーテル近位部
この部位では，IVUSカテーテルはガイドカテーテル内腔の左上方に偏移している。

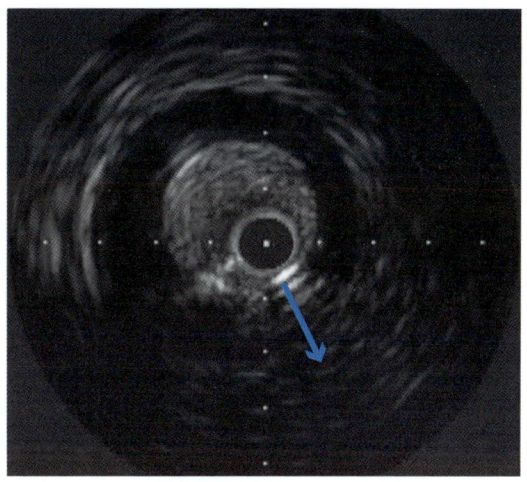

j：ガイドカテーテル近位部のIVUS
IVUSカテーテルは5時方向でガイドカテーテル壁に接している。すなわち，矢印の方向がLAOでのRCAの大彎側に相当する。

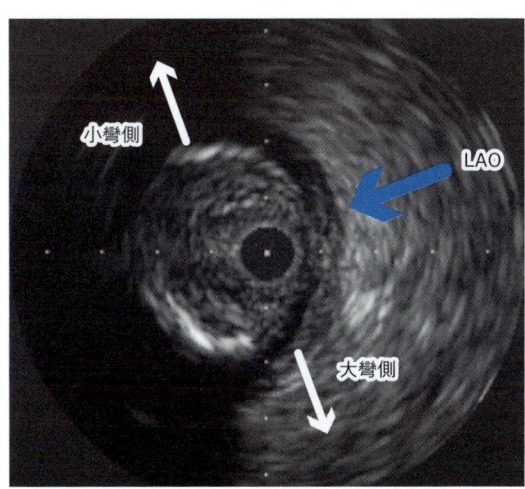

k：RCA病変部
5時が大彎側で11時が小彎側であることから，LAOは2時から見ていることになる。

Point

- IVUSの血管内腔，ガイドカテーテル内腔に対するバイアスを利用してオリエンテーションを行う。

IVUSとガイドワイヤーの位置関係を利用する方法

　IVUSカテーテルはモノレールの構造であるために，近位部のカテーテルとガイドワイヤーは異なる場所に位置する．特に大きく離れている場合は，この現象を利用することができる．**図6a**ではRAOCRAでIVUSとガイドワイヤーが離れている．この透視方向で，IVUSカテーテルが上方，ガイドワイヤーが下方である．ここをIVUSで観察すると，IVUSカテーテルが2時でガイドワイヤーが8時であった（**図6b**）．

図6 IVUSトランスデューサーとガイドワイヤーの位置関係を利用する方法

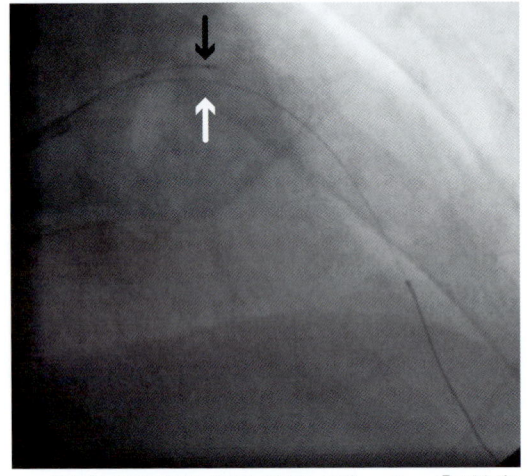

a： このRAOCRAでは，IVUSのトランスデューサー ➡ が上方，ガイドワイヤー ⇨ が下方に位置している．

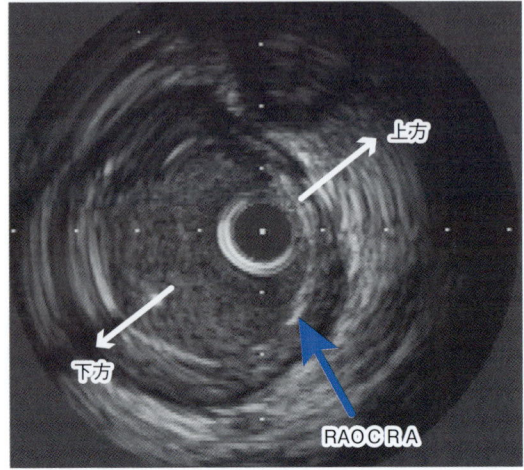

b： IVUSのトランスデューサーが上方，ガイドワイヤーが下方であるから，RAOCRAは ➡ の5時から見ていることになる．

　すなわちRAOCRAでは，IVUSの2時が上方で，8時が下方に相当する．このような，2者が最も離れた透視方向を見つけるのには，rotational angiographyが有用である．I.I（image intensifier）を回転しながら撮影すると，両者が完全に重なる方向と，それと90°の方向で最も離れている透視方向を見出すことができる．Volcano社製のEagle eye®あるいはRevolution®は，トランスデューサーが，ガイドワイヤーと同じ場所にあるために，この方法には適していない．

　また，テルモ社製のNavifocus® WRは，その構造から，独特なオリエンテーションの方法が可能である．すなわち，トランスデューサーとガイドワイヤーの位置関係を認識できることである．**図7a**ではガイドワイヤーが下方でトランスデューサーが上方である．これを透視で確認する．

図7 Navifocus® WR

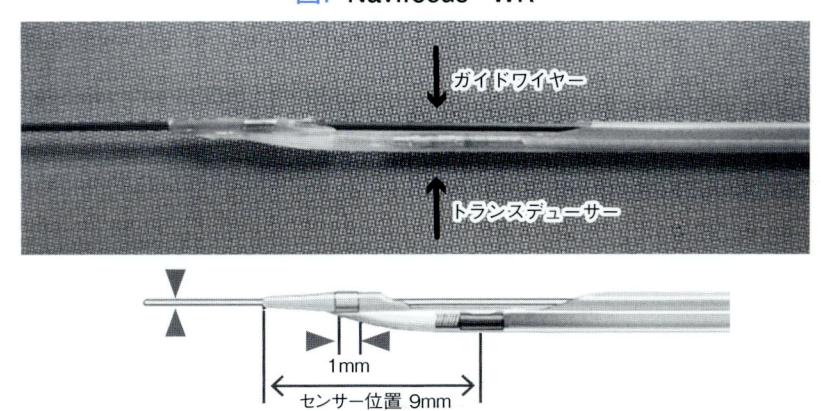

a：構造
本図ではガイドワイヤーが上方、IVUSのトランスデューサーが下方に位置している。

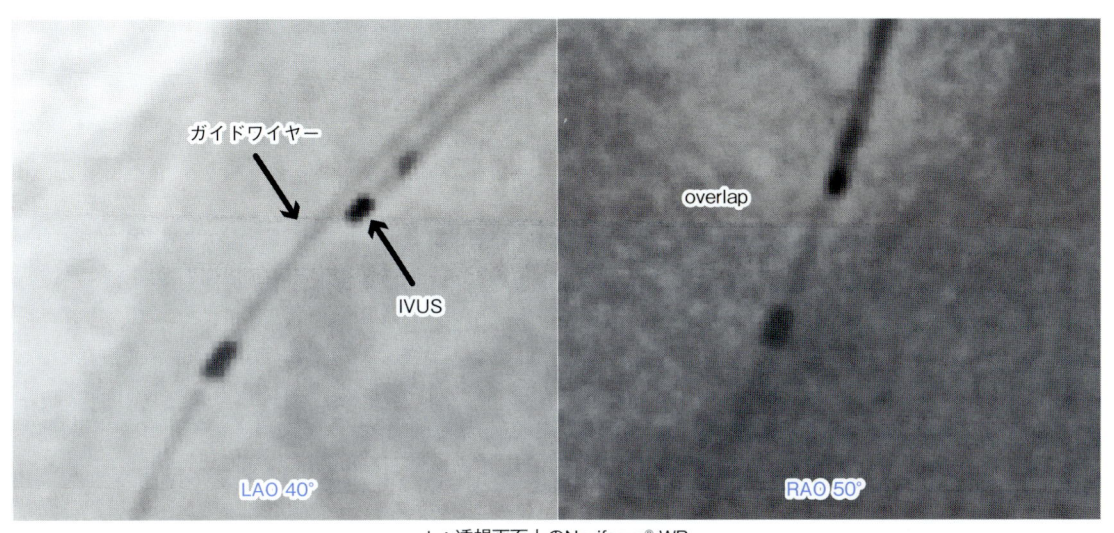

b：透視画面上のNavifocus® WR
rotational angiographyにより、LAO 40°でガイドワイヤーとIVUSトランスデューサーが最も離れ、RAO 50°で両者が完全に重なることがわかった。

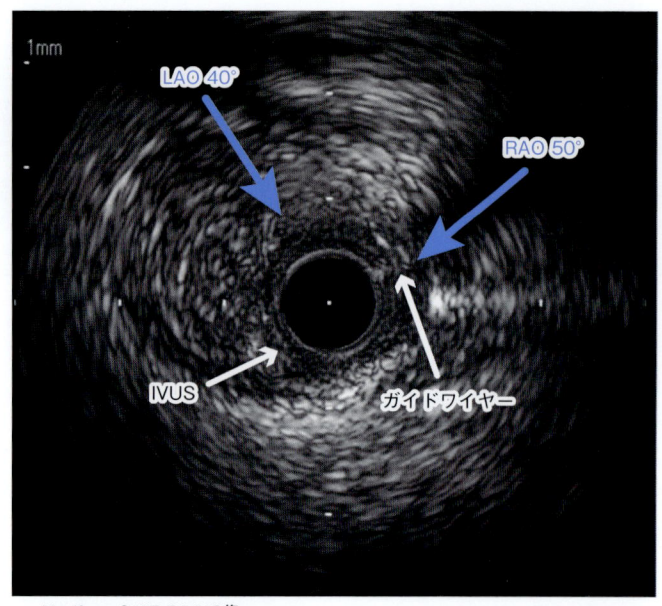

c：Navifocus® WRのIVUS像
IVUSの2時にガイドワイヤーが確認できる。LAO 40°でガイドワイヤーが左，IVUSトランスデューサーが右に見えることから，このviewは11時から見ていることになる。RAO 50°はLAO 40°から時計方向に90°回転した2時から見ており，両者が完全に重なる。

　前述のrotational angiographyで両者が完全に重なる方向と最も離れる方向を探す。この症例では，それぞれRAO 50°とLAO 40°の直交する2方向がそれらに該当した（**図7b**）。この部位のIVUS所見を**図7c**に示す。このIVUSではガイドワイヤーがやや見にくいが，2時の方向に存在することがわかる。LAO 40°では，両者が離れていて，ガイドワイヤーが左に，IVUSが右に見えるので，IVUSの11時から見ていることになる。ここから時計方向に90°回転するとRAO 50°になるので，この透視では2時から見ていることになる。

Point
- IVUSとガイドワイヤーの位置関係を利用してオリエンテーションを行う。

まとめと筆者からのアドバイス

　IVUSを見た際に，透視で見ている方向が何時に相当するのかを知る方法をいくつか紹介した。**DCAを行うにあたっては，なるべく多くの方法でオリエンテーションをすることが望ましい。**1つの方法に頼るより，精度が高くなるからである。どの冠動脈枝であってもテストカットの確認は推奨したい。

　また，各冠動脈枝によって，適する方法が異なることも前述した。LADは対角枝の信頼性が高いので，側枝を用いた方法が適している。RCAでは，ガイドカテーテルの側孔，IVUSカテーテルのバイアスを用いる方法が適している。側枝はあくまでも参考程度である。LCXではIVUSカテーテルのバイアスが向いていて，側枝も参考にするが房室間溝を走行することによる誤認に注意が必要である。現実的には，LMT近くのLCX入口部近くを治療することが多いので，透視はspiderが選択され，IVUSではLADの分岐方向でオリエンテーションに迷うことは少ない。IVUSカテーテルとガイドワイヤーの位置関係，あるいはNavi Focus WRを用いる方法はどの冠動脈枝にも適応可能である。

　本項で紹介した方法はDCAを行うときに限らず，CTOへのPCIでも応用可能である。パラレルワイヤーテクニックやretrograde approachがうまく機能しなかった場合，偽腔に挿入したIVUSの情報をもとに，ガイドワイヤーを操作することがある。この際には，本項のオリエンテーション方法が生かされることになる。

I

1st mission

まずはここから

I-1 1st mission　まずはここから

左主幹部
〜前下行枝近位部病変

濱嵜裕司　昭和大学医学部内科学講座循環器内科学部門

左主幹部から前下行枝近位部はDCAを行うにあたり，信頼できるランドマークがあるため最も手技が行いやすい病変である．また，回旋枝や対角枝を含む分岐部病変となることが多く，DCAの有効性を十分に発揮できる病変でもある．そのためDCAの手技を習得する段階の術者には最適な病変であり，まずこの病変で経験を積むとよい．

使用デバイス

　ガイドカテーテルは硬いデバイスを通過させるために鋭角な角度の少ないCカーブないしはエキストラバックアップを用いる．7Frでも手技は可能であるが，造影性に難があるために8Frの使用を推奨する．

　ガイドワイヤー（guide wire：GW）はGrand Slam® 3m（朝日インテック社製）を使用する．Grand Slam®はサポートワイヤーであり，通常のFirstline GWに比べると操作性に難があるので，Firstline GWで病変をまず通過し，マイクロカテーテルで交換するエクスチェンジテクニックで行うほうがよい．Grand Slam®で冠動脈内に挿入することが困難な場合はよりサポート性に優れるHI-TORQUE IRON MAN®（アボットバスキュラージャパン社製）を用いるとよい．

Point

- ガイドカテーテルはCカーブ，もしくはエキストラバックアップタイプで．
- ガイドワイヤーはサポートタイプのGrand Slam®ないしはHI-TORQUE IRON MAN®で．
- ガイドワイヤーの挿入はエクスチェンジテクニックで交換．

デバイスの挿入

　DCAはbulkyなデバイスであり，DCAの挿入においては冠動脈と同軸性をとることが最も大切なポイントとなる。そのため，バルーンやステントとは異なり，ガイドカテーテルを押し付ける形で深くエンゲージしてバックアップをとって挿入するのではなく，逆にガイドカテーテルを引き気味にしてガイドワイヤーがより直線的な状態になるようにすると挿入しやすくなる（**図1**）。

図1　DCA挿入のコツ

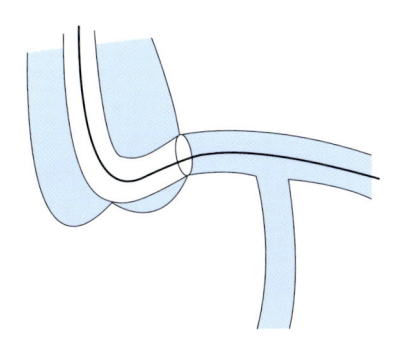

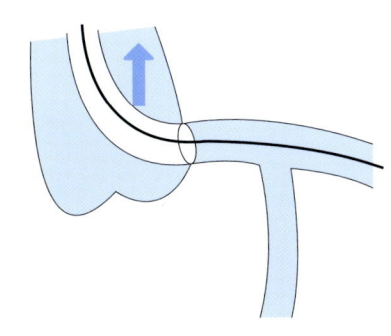

a：通常のエンゲージポジション

b：DCA挿入に理想的なエンゲージポジション

冠動脈に押しつけるのではなく，むしろ引き上げて同軸性をとる。

Point
- デバイス挿入には同軸性が最も大切。
- ガイドカテーテルは押し付けるのではなく，引き上げるのがコツ。

キーとなる撮影方向

　RAOで左前下行枝（LAD）と第一対角枝（D1）近位部が重なる角度を使用する（**図2**）。造影上通常は適度にCAUをかけた方向になる。左主幹部から前下行枝近位部の病変に関して，基本的に筆者はこの方向だけでDCAの手技を終わらせている。

図2　左主幹部から前下行枝近位部に対するDCAの際の透視角度

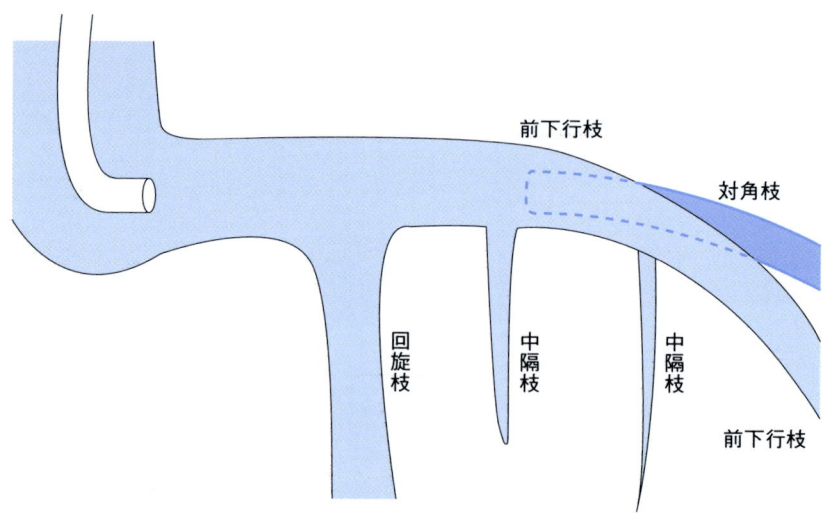

左前下行枝と対角枝の起始部が重なるRAOCAUを用いる。

Point

- 透視角度はRAOCAUで。

方向性の理解

　左主幹部から第一対角枝に至るまで通常回旋枝と中隔枝が分岐する。左主幹部から見た各枝の分岐の状況を**図3**に示す。対角枝を基準に考えると，回旋枝はやや反時計回りした位置から，中隔枝は対側からやや時計回りした位置から分岐する場合が多いが，それぞれバリエーションに富む分岐をする。前述のRAOCAUで手技を行う場合は対角枝の反対側から術者は見ていることとなり，それを基準として方向性を理解する。

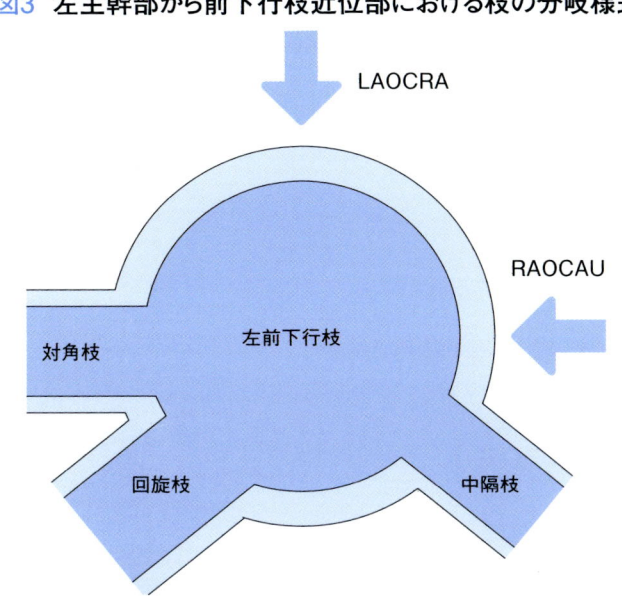

図3　左主幹部から前下行枝近位部における枝の分岐様式

血管内のウインドウの向き

　血管内のウインドウの向きは血管を8分割して考えるとよい（**図4**）。血管内の向きと透視上のウインドウの見え方（**図5**）を対比すると，血管内で上を向いているときは透視上の**図5a**，下を向いているときは**図5e**になる。術者から見てウインドウが斜め上，真横，斜め下にある場合は，それぞれ**図5b〜d**となるが，術者から見て中隔枝側（術者側）ないしは対角枝側（術者から見て奥側）を向いているかは透視上では判断できない。

　透視上ウインドウを真横から見る方向がウインドウの向きを認識しやすく，血管内の方向も確定するので，回転はまずウインドウを上ないしは下に向いた位置から開始するとよい。時計方向に回転させると上から中隔枝側，下，対角枝側の順に周り，上に戻る。反時計方向に回転した場合は，上から対角枝側，下，中隔枝側の順に周り，上に戻る。

図4　切除の際の方向性

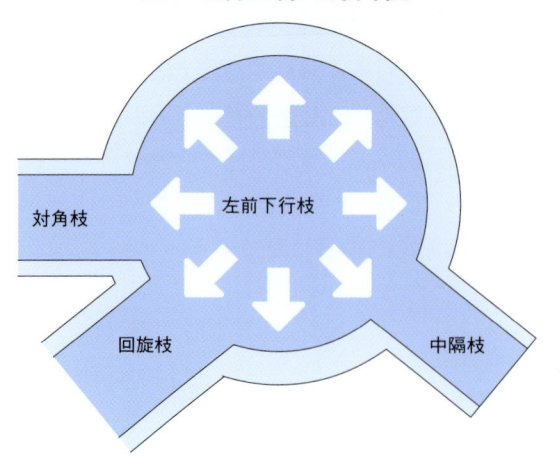

左前下行枝
対角枝
回旋枝
中隔枝

上下，中隔枝と対角枝方向の斜め上下，中隔枝と対角枝方向の横の8分割で考える．

図5　透視上のウインドウの見え方

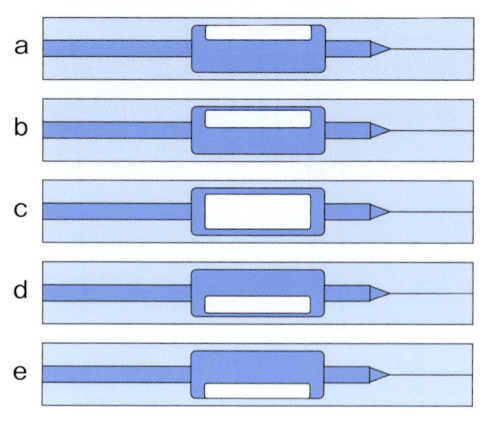

a
b
c
d
e

a：上
b：対角枝側ないしは中隔枝側の斜め上
c：対角枝側ないしは中隔枝側の真横
d：対角枝側ないしは中隔枝側の斜め下
e：下

Point

- 対角枝を方向性の基準にする．
- RAOCAUで以下の順に回転する．
  時計回転であれば：上→手前→下→奥→上の順
  反時計回転であれば：上→奥→下→手前→上の順

回転の方向

　回転の方向は，慣れるまでは一方向にしたほうが方向性を見失うことは少ない．ウインドウの方向が中隔枝側か対角枝側かわからなくなったときは，少し回転させて次にどの方向が見えてくるかで判断できる．自信がない場合には上ないしは下を向いた位置に戻り，再度回転を始めるとよい．透視角度をLAOCRAにするのも一手段である．

　LAOCRAにすると，対角枝ないしは中隔枝を向いているウインドウを真横から見る方向になるので，どちらにウインドウが向いているかが容易に判断できる．

　Bi-planeシステムが使用可能であるならば，RAOCAUとLAOCRAを同時に用いると確認が容易である．

Point

- RAOCAUで手前か奥かわからなくなったら,
① 回転させて次にどの方向に向くかで判断
② 上か下に戻って再度回転開始
③ LAOCRAでチェック

切除の実際

　まず，DCAを冠動脈内に挿入し，切削したい病変部にウインドウを位置させる。その後回転し，ウインドウを切除したい方向に向けて切削を行う。

　メーカー推奨は，バルーニングをしてから，カッター操作を行う方法であるが，筆者はまずカッターを引き，その後回転を行い，よい方向に向いた時点でバルーニングを行い，カッターを前進させている。

　この方法で行う利点は2つで，1つはカッターを手前に引いた位置にするとウインドウの向きが認識しやすくなることが挙げられる。そして，もう1つはDCAのぶれを予防することができることである。

　DCAのカッターは，硬くまっすぐなため，そのカッターをカテーテル内に引くときにカテーテルのぶれが生じやすい。向きを決めてからカッターを引くのではなく，最初からカッターを引いた状態にしておくとぶれが起きにくくなる。ただし，プラーク切除後にカッターを引いたまま前後に動かすとプラークがこぼれ出る可能性はあるので注意が必要である。

　DCAのカテーテルのトルク伝達は冠動脈内に挿入された状態では1：1ではなく，トルクだまりが生じている点を理解しないといけない。そのため手元の回転に少し遅れてウインドウが回転してくるので，ゆっくり回転を行い，トルクが先端に伝わるのを待つ必要がある。また，透視上ウインドウがよい向きに向いた時点で手元の回転を止めると，遅れてトルクが伝わってさらにウインドウが回転してしまう場合がある。よい位置でウインドウを止めるためには，よい方向に向いた時点で軽く逆回転させるとウインドウをよい位置で止めることができる。

Point

- 病変に到達したらカッターを引いた状態で回転。
- 前後に動かす場合にはカッターは奥に戻した状態にする。
- DCAのトルク伝達には遅れがあり，ゆっくり回転して少し待つ。
- よい方向で止めるコツは，最後に軽く逆回転。

テストカット

　テストカットを行うことで，自分の方向性のイメージと実際のウインドウの方向性が一致してるか否かが確認できる．切除したいプラークの真ん中にウインドウを向けて1atmの加圧で一度だけ切削を行い，その後IVUSで確認を行う．IVUSで実際に切削された方向を確認し，自分の方向性のイメージとのずれを修正する（**図6a，b**）．

図6　切除の実際

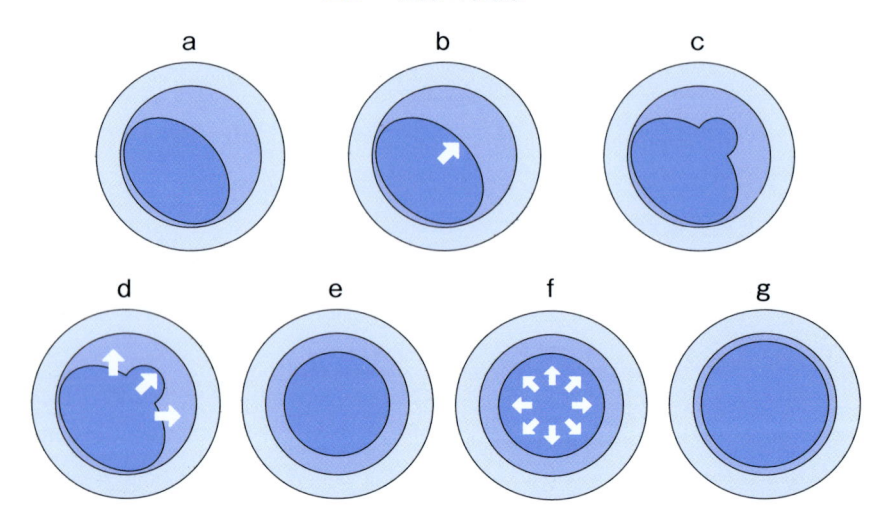

a：切除前
b：テストカット後．一方向だけ1気圧で切除（白矢印）
c：テストカット後．テストカット後IVUSで方向性を確認する
d：偏心性プラークの切除．
　　テストカットの後に偏心性に分布する方向の切除を行う（白矢印）
e：偏心性プラークの切除後．全周性にプラークが均一になるよう切除する
f：全周性のプラーク切除．必要に応じて全周性に切除を行う（白矢印）
g：全周性のプラーク切除後

Point

- テストカットで方向性の確認を。
- テストカットはプラークの真ん中を狙い，1atmで一度だけカット。

プラーク切除

　テストカットの後は，プラークが分布している方向に対してプラーク切除を行う。全周にプラークが存在する場合はまず偏心性に分布している方向のプラークを切除して，全周性に均等にプラークが分布する状態にしてから，全周性に切除を行うようにしている（**図6c～f**）。

　切除後はIVUSで確認を行い，切除が不十分な場合は1atmづつ加圧してのプラーク切除とIVUSでの確認を繰り返す。

Point

- プラークの偏在している場所をまずカット。
- その後，全周性にカットを行う。
- 1atmずつ加圧してカットし，その都度IVUSで確認を行う。

DCAのエンドポイント

　ステント留置を念頭にDCAを始める場合は造影上0％でよい。

　DCA単独で手技を終了したい場合は造影上0％になってから，どれだけプラークを切除できるかが慢性期の成績を左右することになり，積極的なプラーク切除が必要である。そのため残存プラークエリア50％未満が最低基準であり，可能であれば40％を目指して手技を行う。

Point

- ステントなど追加治療を考慮している場合は造影上0％。
- DCA単独治療を考えている場合は％PAで最低50％未満，40％が目標。

II

___

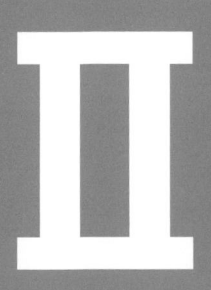

2nd mission
徐々に適応拡大

II-1 2nd mission　徐々に適応拡大

前下行枝中間部～遠位部，対角枝

那須賢哉　豊橋ハートセンター循環器内科

左前下行枝中間部～遠位部，対角枝へのDCAは，その効果について十分に考慮し臨床上の適応を決定すべきである．安全で効果的なDCAを行うためにはIVUSの読影は必須であり，必要な知識を身につけなければならない．

症例選択

　一般的に分岐部病変に対する薬剤溶出ステント（drug eluting stent：**DES**）留置後の臨床成績は，デバルキングデバイスを使用しない場合も非常に良好である．わが国で行われた分岐部病変に対するSINGLE KISS trial [1]では，DCAは5％に使用されたのみで，DCAを使用しなかった患者群の1年後のtarget lesion revascularization（**TLR**）はパクリタクセル溶出ステント（TAXUS®）群で3.8％，シロリムス溶出ステント（CYPHER®）群で3.2％と非常に良好であった．第2世代のDESを使用し複雑冠動脈病変に対する治療効果を検討したSPECIALIST registryのSub-analysisでは，エベロリムス溶出ステント（PROMUS®Element）の分岐部に対する1年後のTLRは3.2％（全例非DCA使用群）であった．

　当院でも，新しいDCAカテーテルをしばらく使用できる期間があったが，左前下行枝（left anterior descending artery：**LAD**）中間部より遠位部に対する施行例は経験していない．LAD中間部～遠位部や対角枝に対するDCAは，各症例においてまず臨床的な必要性や有効性，また治療に伴う危険性に対して十分検討がなされるべきである．DES時代の現在において，LAD中間部より遠位部に対するDCAの適応は限定的と考えられる．血管径が小さくなるとデバルキングによる効果が限定的で，前後方向（近位側か遠位側か）のカテーテルの位置を正確に合わせるのも困難になる．

　また，DCAの適応となりうる病変は，病変長が一般的に短いので，冠動脈遠位部ではDES留置のほうが圧倒的に簡便で治療効果も高い．しかし，**対角枝側にプラークが分布する分岐部病変，また対角枝の灌流域の大きい分岐部病変**では，ステントによるプラークシフトを予防するためにDCAが今後も有用であると考えられる．

Point

- 対象病変は，左前下行枝と対角枝の分岐部病変が中心となる。

イメージングデバイスによるプラーク分布の考え方

　　LADは，対角枝，中隔枝，回旋枝と分岐部が多数あるので，枝の出ている方向からプラーク分布を同定するブランチ法が有用である。DCA施行時には光干渉断層法（optical coherence tomography：OCT）ではなく，IVUSが必ず使用されるべきである。OCTでは，血管全体を観察できない症例が多く，プラークの前後方向（近位側か遠位側か）の位置を同定することも容易ではない。LADの**中間部より遠位でDCAによる冠動脈破裂が生じた場合，心外膜腔へ出血することが多く，重篤な合併症に繋がりうるため，安全に治療を施行するためにIVUSの使用を強く推奨する**。

Point

- プラークの分布を把握することがもっとも重要。
- 断面上の分布だけでなく長軸方向の分布の把握も必要。

ブランチ法の基本

　　LADのDCA時には，中隔枝や対角枝の分岐部の分離がよいRAOCRA方向やCRA方向を使用して治療することが多い。プラークの分布を同定するために，多方向からの観察が重要である。ブランチ法の基本例を**図1, 2**に示す。RAOCAU（**図1**）では，一般的に中隔枝が画面を飛び出すような画像，対角枝が画面奥に入っていくような画像が得られることが多い。この枝がLAD本幹と重なる角度を見つけることができると，IVUSの画像を理解しやすい。IVUS上で中隔枝（3時）と対角枝（9時）から分岐しているので，中隔枝が飛び出してくる方向（3時）から血管を観察していることが同定できる。RAOCRA（**図2**）では，一般的に中隔枝が画面の下からやや手前に飛び出してくる画像，対角枝が画面上からやや奥に入っていく画像が得られることが多い。IVUS上で中隔枝（5時）と対角枝（11時）から分岐しているので，中隔枝がやや飛び出してくる方向（3時）から血管を観察していることが同定できる。

図1 RAOCAUにおけるIVUSを使用したブランチ法

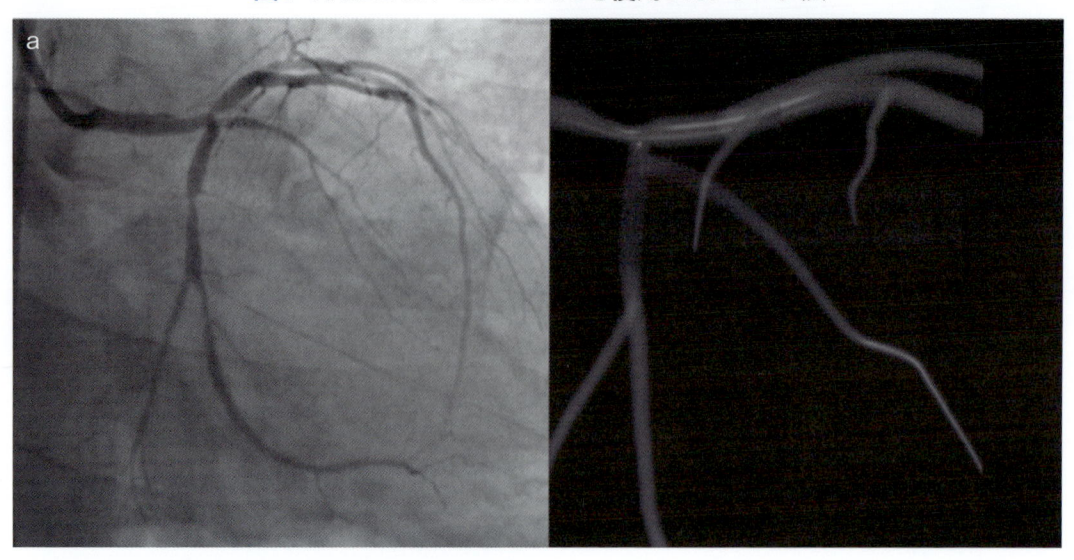

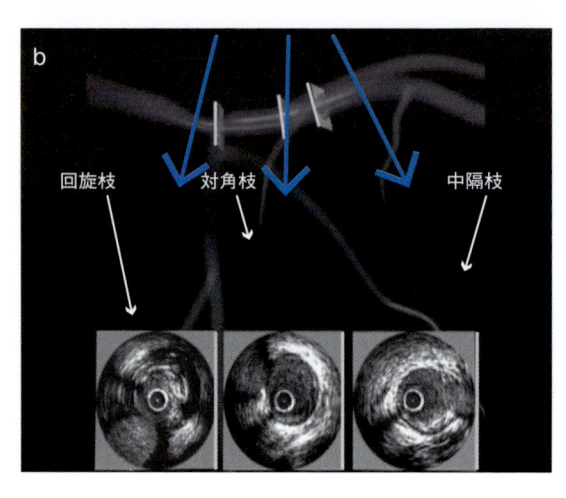

a： RAOCAUの画像では，中隔枝が画面から手前へ飛び出し，対角枝や回旋枝は画面奥へ入っていくイメージをつかむ．特に中隔枝は真正面に，対角枝は真向こうに出ているイメージをもつことが重要

b： IVUS像では，中隔枝は3時方向，対角枝は9時方向，回旋枝は7時半方向から出ているので，RAOCAUでは，中隔枝の出ている3時方向（青色線）の方向から冠動脈を観察していることがわかる

図2 RAOCRAにおけるIVUSを使用したブランチ法

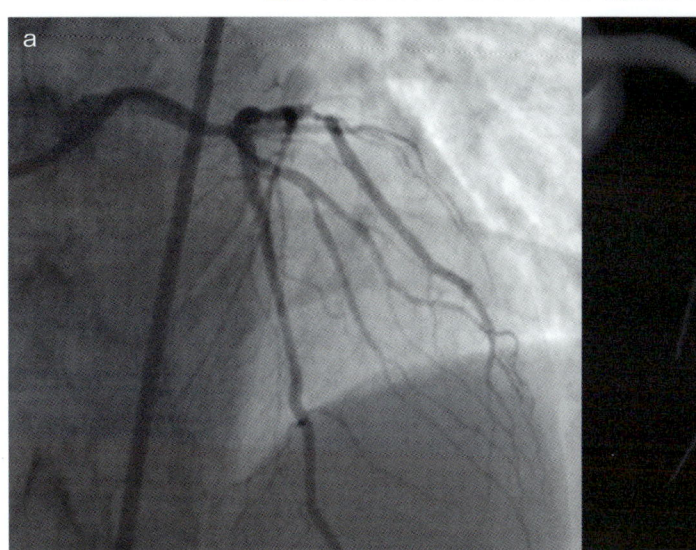

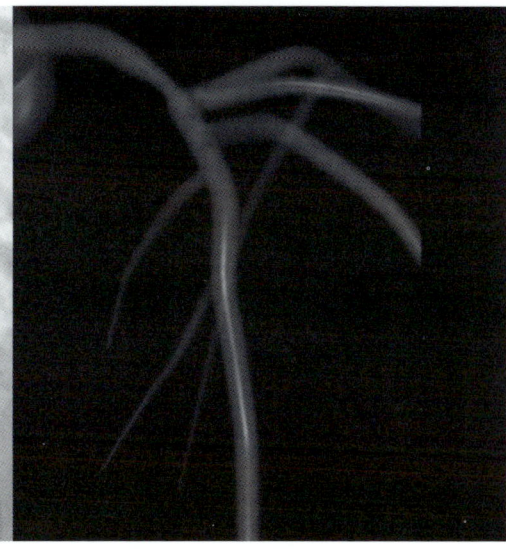

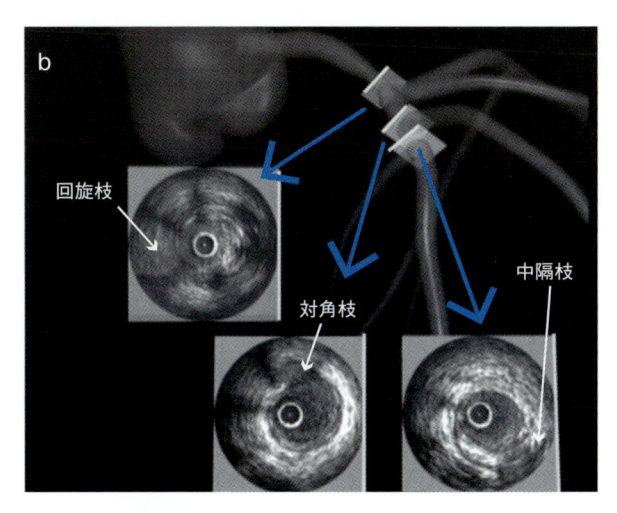

a: RAOCRAの画像では，中隔枝が画面下へ分岐し，対角枝は画面上へ分岐，回旋枝は画面奥へ入っていくイメージをつかむ．特に中隔枝と対角枝の分離がよい角度を探すことが重要

b: IVUS像では，中隔枝は5時方向，対角枝は11時方向，回旋枝は9時方向から出ているので，RAOCRAでは，3時（青色線）の方向から冠動脈を観察していることがわかる

Point

- 撮影角度によって分枝の見え方が異なることを理解する．
- 三次元の画像をイメージできるようにトレーニング．

ガイドワイヤーバイアス法の注意点

　LAD中間部付近は，RAOCRAで直線様に観察できることが多いため，ガイドワイヤーバイアス法を使用することも可能である．方法の詳細は他項に譲るが，IVUSカテーテルによってガイドワイヤーとIVUSカテーテルの距離が異なるため，両者が重なる角度はカテーテルごとに異なることに注意が必要である（**図3**）．

図3 ワイヤーバイアス法におけるIVUSカテーテルの特性

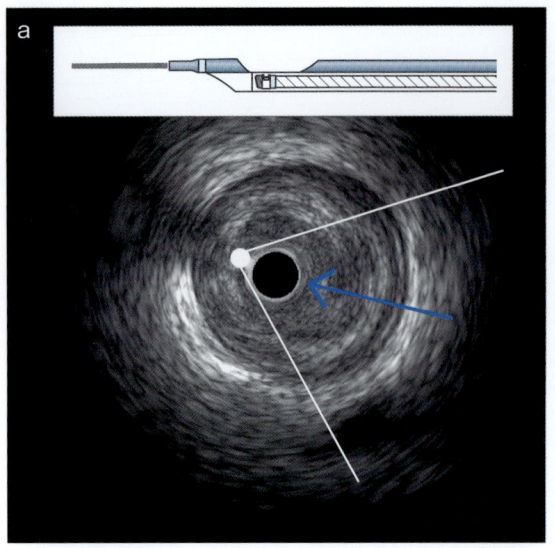

a： テルモ社製Navifocus® WRでは，ガイドワイヤーとIVUSカテーテルの距離が近く，IVUSカテーテルにガイドワイヤーが重なる角度が大きい

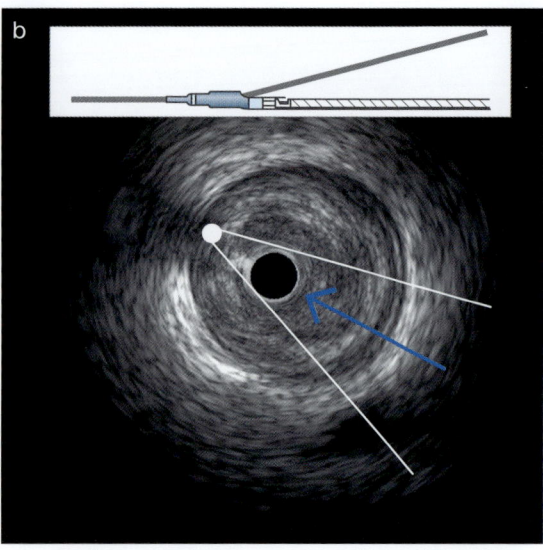

b： その他のIVUSでは，Navifocus® WRに比してガイドワイヤーとIVUSカテーテルの距離が遠く，IVUSカテーテルにガイドワイヤーが重なる角度は小さい

Point
- テルモ社製のIVUSではガイドワイヤーバイアスが使いにくい。

DCA aloneで終了すべき症例はあるか？

　DESが使用できない頃，DCAはLADの中間部や対角枝にも施行されてきた。IVUSガイド下にかなり高圧をかけてデバルキングを行い，ステントを留置せず終了する症例もあった（**図4**）。しかし，このような治療を安全に行うためには，術者の熟練が必要とされるため，現在ではその機会も少なくなっているものと考えられる。若年例や外科的手術待機例を除き，DCA aloneで治療すべき症例はほとんどないものと考えられる。

図4 DCA aloneで終了した症例(60歳代，男性)

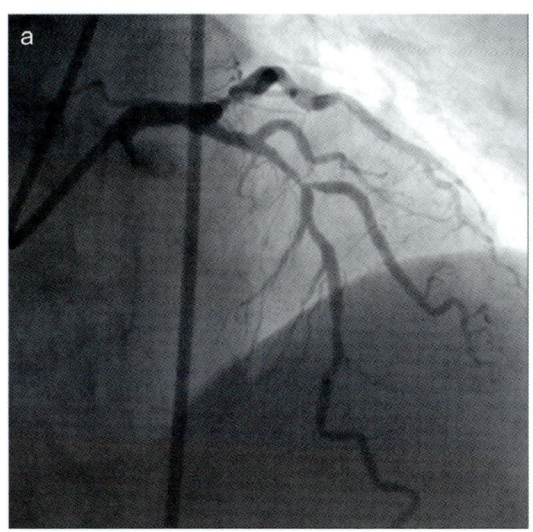

a：LADと対角枝の分岐部に高度狭窄を認めた

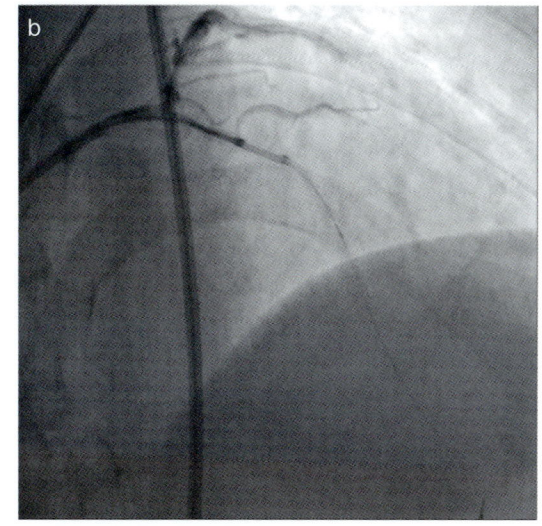

b：LAD本幹に対してDCA施行(最高6atm，56カット)

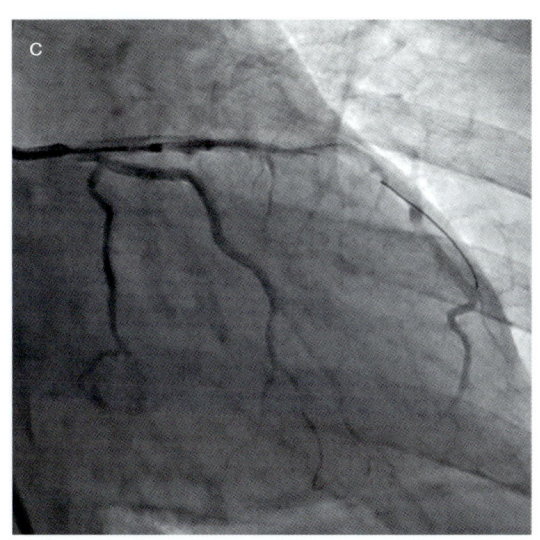

c：対角枝に対してDCA施行(最高6atm，8カット)

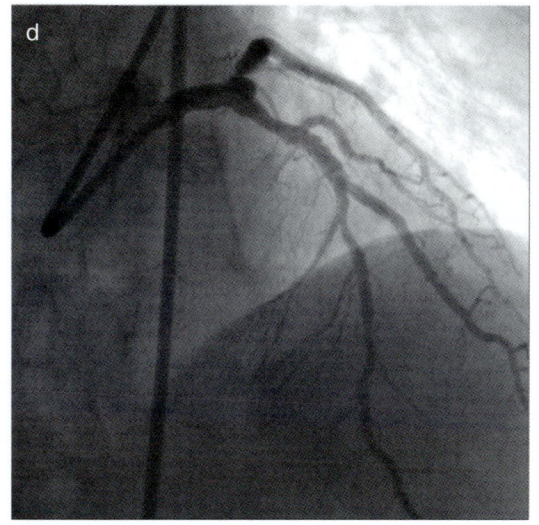

d：最終造影

Point
- DCA aloneでの治療終了は慎重に決定を。

DCAが有効と考えられるLAD中間部症例

対角枝の灌流域が大きな分岐部病変

　LADから対角枝にDCAを施行した症例を**図5**，**6**に示す。術前のIVUSでは，対角枝分岐直前に偏心性の高度狭窄を認め，この病変は対角枝入口部に向かって連続していた（**図5**）。ステント留置時の対角枝に対するプラークシフトを避けるためには，DCA入口部のプラーク切除が必要であると判断しDCAを施行した。低圧（2atm）でカットすることで，対角枝入口部のプラーク切除に成功した。本例のような側枝入口部の高度狭窄病変は，ステントを本幹に留置した際の側枝閉塞や高度な残存狭窄の閉塞になりうる。スコアリングバルーンによるプラークモディフィケーションに比して，物理的にプラークを切除できるDCAは非常に有用であると考えられる。

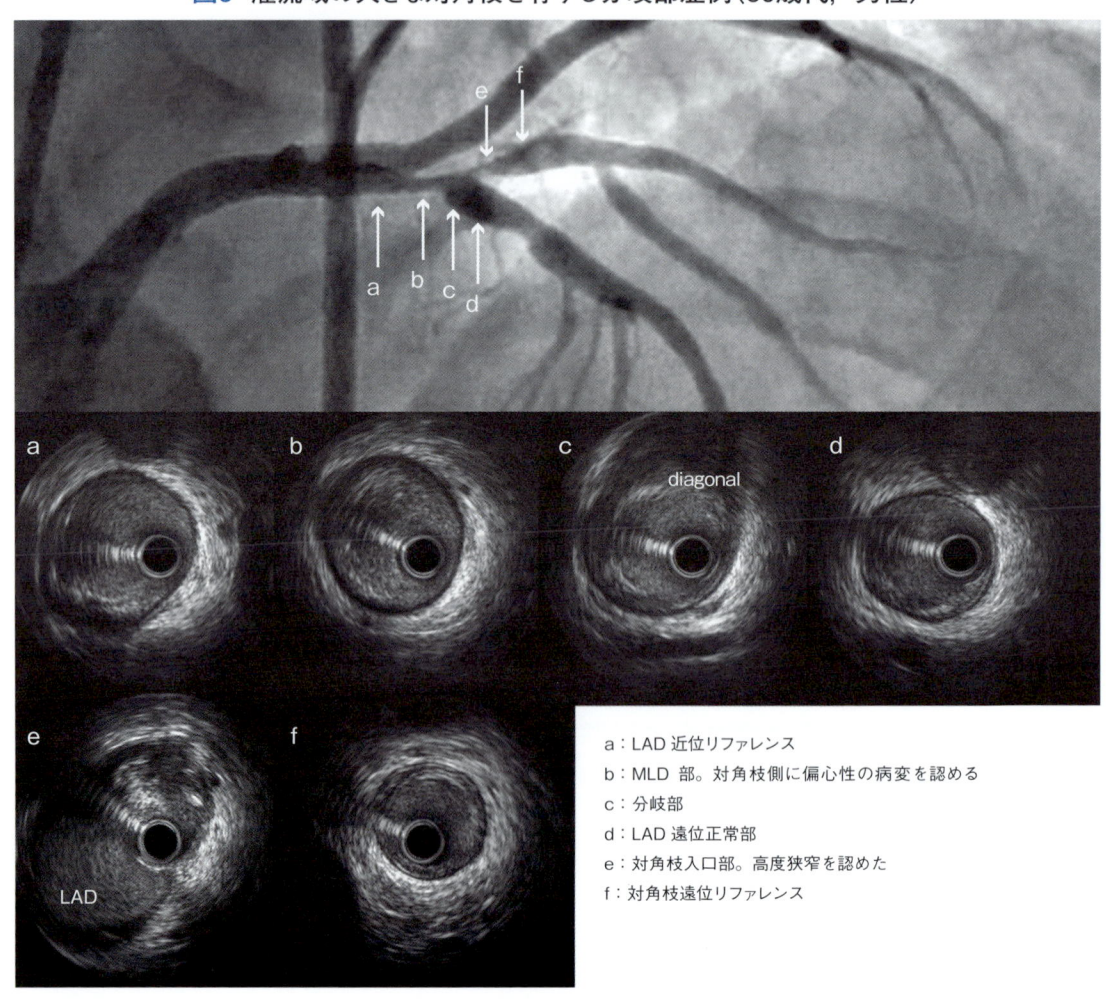

図5 灌流域の大きな対角枝を有する分岐部症例（60歳代，男性）

a：LAD 近位リファレンス
b：MLD 部。対角枝側に偏心性の病変を認める
c：分岐部
d：LAD 遠位正常部
e：対角枝入口部。高度狭窄を認めた
f：対角枝遠位リファレンス

図6 灌流域の大きな対角枝を有する分岐部症例（60歳代，男性）

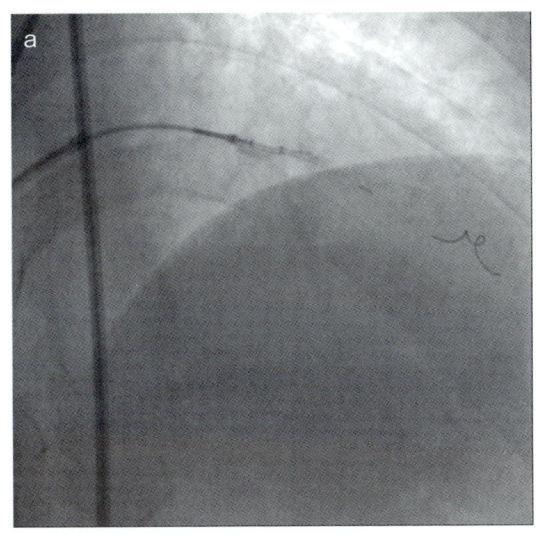

a：対角枝に向かってDCA施行（最高2atm，6カット）

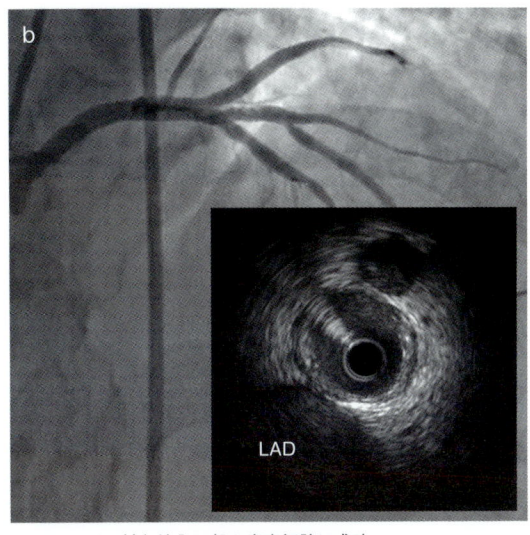

b：DCAにより対角枝入口部の病変切除に成功

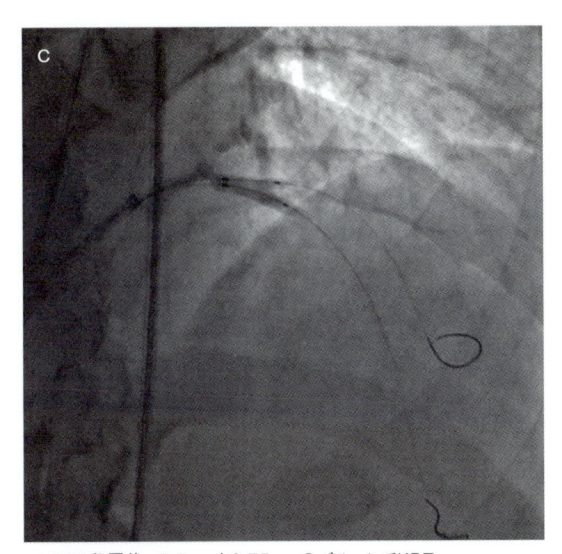

c：DES留置後，3.0mmと2.75mmのバルーンでKBT（kissing balloon technique）

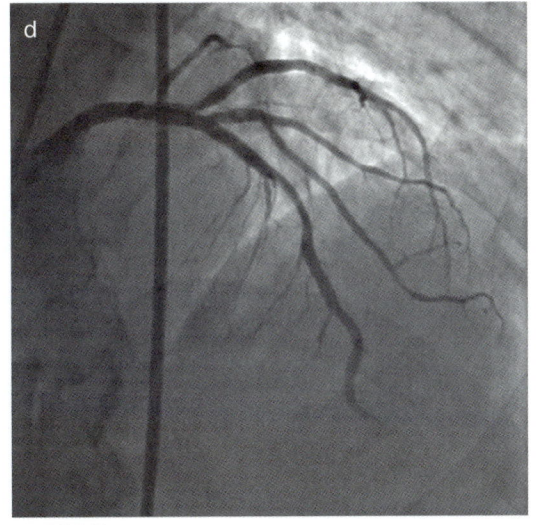

d：最終造影

Point

- 灌流域の大きな対角枝の入口部病変に対しては，ステント留置前のDCAが有効である。

対角枝側にプラークが多量に分布している症例

　LAD本幹に対するDCAが，ステント留置後の側枝閉塞予防に有用であった症例を**図7，8**に示す．術前のIVUSでは，対角枝入口部にプラークは認めなかったが，LAD本幹の病変は対角枝側にも多く分布していた．病変長は短く，ステント留置によるプラークシフトが危惧されたため，本幹に対してDCAを施行した．本例のように側枝の灌流域は大きくはないもののプラークシフトが危惧されるような症例では，DCAが有用だと考えられる．

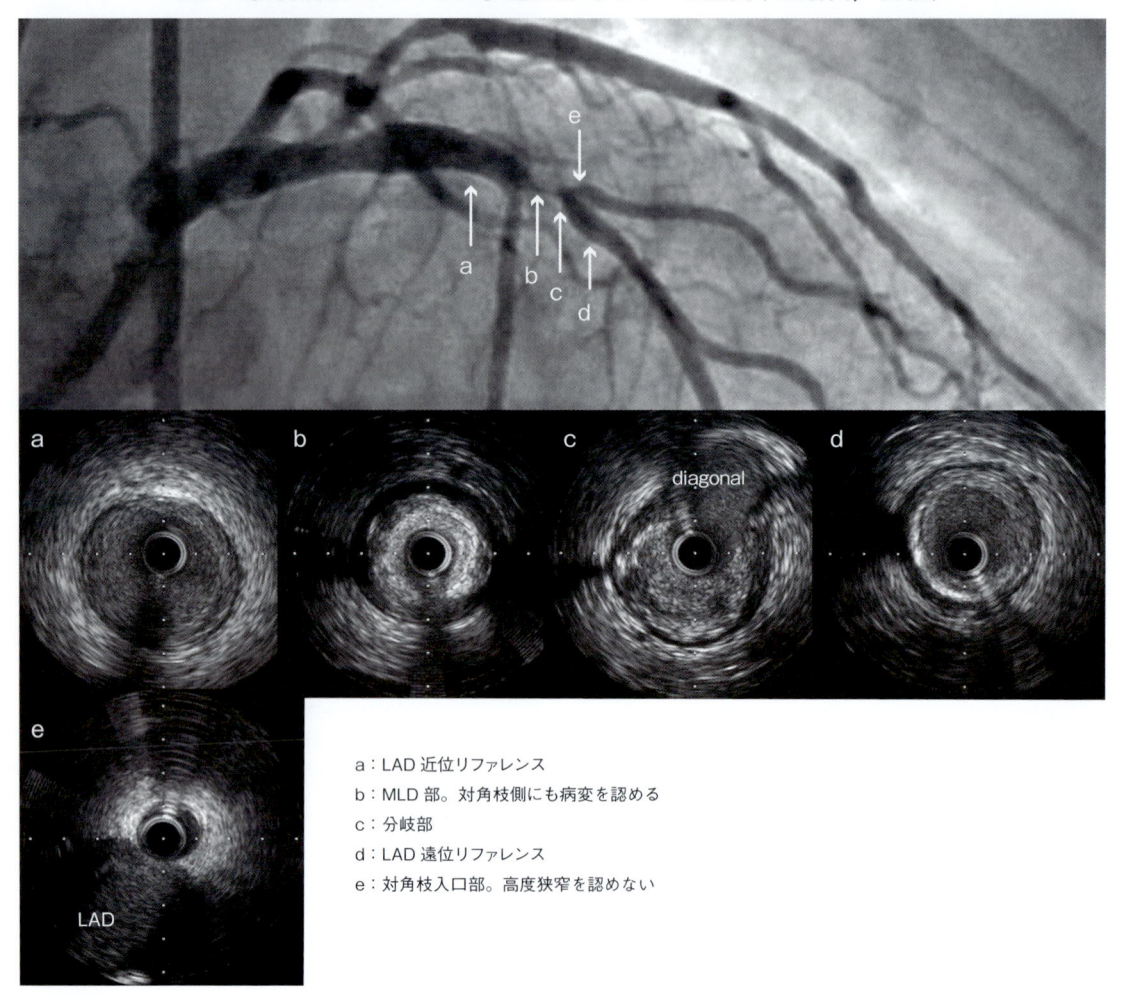

図7　対角枝側にプラークが多量に分布している症例（40歳代，女性）

a：LAD 近位リファレンス
b：MLD 部。対角枝側にも病変を認める
c：分岐部
d：LAD 遠位リファレンス
e：対角枝入口部。高度狭窄を認めない

図8 対角枝側にプラークが多量に分布している症例(40歳代, 女性)

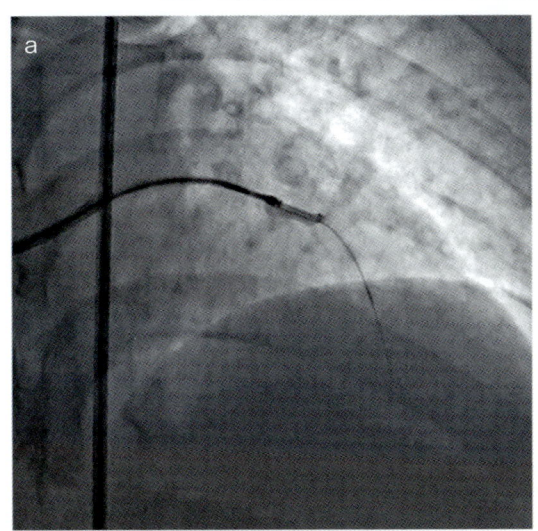

a: 本幹にDCA施行(最高3 atm, 10カット)

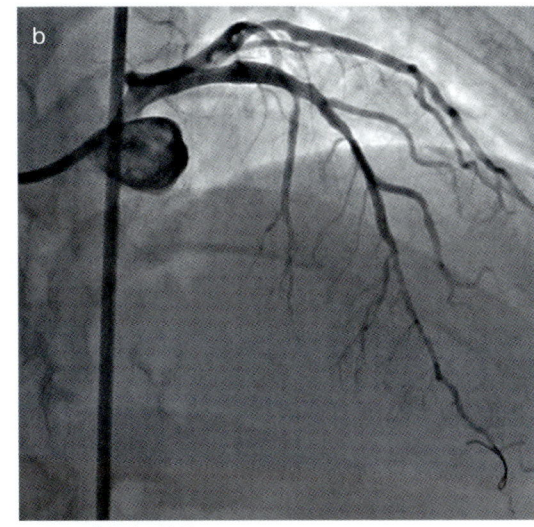

b: DCA施行後の造影

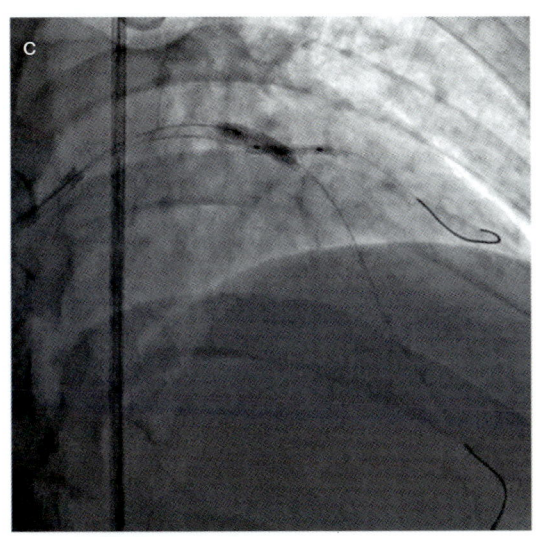

c: DES留置後, 3.5mmと2.0mmのバルーンでKBT (kissing balloon technique)

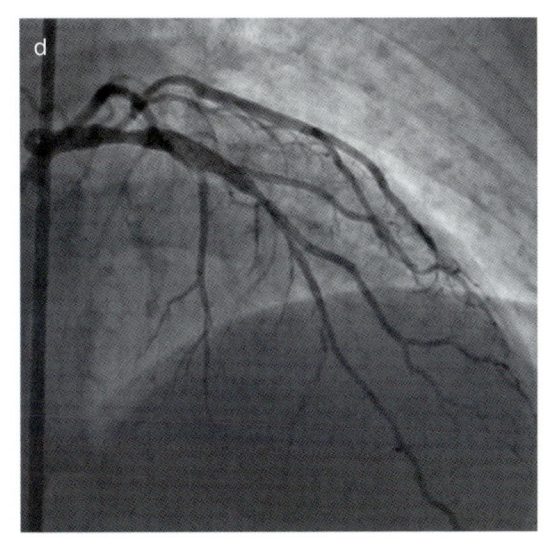

d: 最終造影

> **Point**
> - 分岐病変部では, ステント留置前にDCAが側枝へのプラークシフトを予防できる。

まとめ

　左前下行枝中間部より遠位では，左冠動脈主幹部周辺ほどDCAの必要性が高い病変の頻度は高くない．しかし，側枝が多いために分岐部病変の頻度が高く，IVUSガイドによるDCAも他枝に比して比較的容易なことから，術者の技術習得にも向いている．しかし，新しいカテーテルになったとしても，切除方向や前後方向の位置決め，手技中の虚血の管理など術者に求められる知識や経験は他のデバイスより多い．技術習得は，必ず熟練した術者の指導のもとに行うことを強く推奨したい．

II-2 2nd mission 徐々に適応拡大

右冠動脈（入口部を除く）

及川裕二　公益財団法人心臓血管研究所付属病院循環器内科

右冠動脈（入口部を除く）に対してDCAを行う場合，左前下行枝のように信頼できるランドマークとなる分枝が少なく，プラーク局在を把握するのはやや困難である。しかし，他の部位同様にIVUS画像のカテーテルおよびワイヤーの位置関係，透視上のIVUSカテーテルの位置の確認により，プラーク局在は推察可能である。またDCA施行を検討するような右冠動脈は，通常，血管径が大きく，プラークも豊富に存在する病変であり，比較的安全に始めからある程度の圧でカットし，その部位をIVUSで確認しやすいことが多い。

ただし，現在は薬剤溶出ステント（drug eluting stent：**DES**）の有用性，安全性が示されるようになっており，DCAの適応自体，右冠動脈に対しては少なく，特殊な患者背景をもつ症例に限られると思われる。

使用デバイス

　右冠動脈に対するDCAには，デバイス通過性を考えJCR（Judkins curved right）（**図1**）が適している。その他の形状でも可能であるが，カーブ形状がきついほど，デバイス通過は困難となるため注意が必要である。また，通常サイドホール付きカテーテルを使用することが多く，造影効果を考慮し8Frが推奨される。ガイドワイヤーも，サポート性の高いGrand Slam® 3m（朝日インテック社製）が適しているが，サポート性の高い長いワイヤーを始めから使用するのは操作性の問題があるため，まずはfloppy wireをマイクロカテーテルとともに通過させ，その後にワイヤー交換するとよい。

Point
- ガイドカテーテルは，デバイス通過を考え先端カーブが緩やかなJCRが適している。
- ワイヤーは始め通常のfloppy wireで遠位部まで進み，マイクロカテーテルを用いてサポート性の強いGrand Slam® 3mに変更。

図1 Judkins curved right

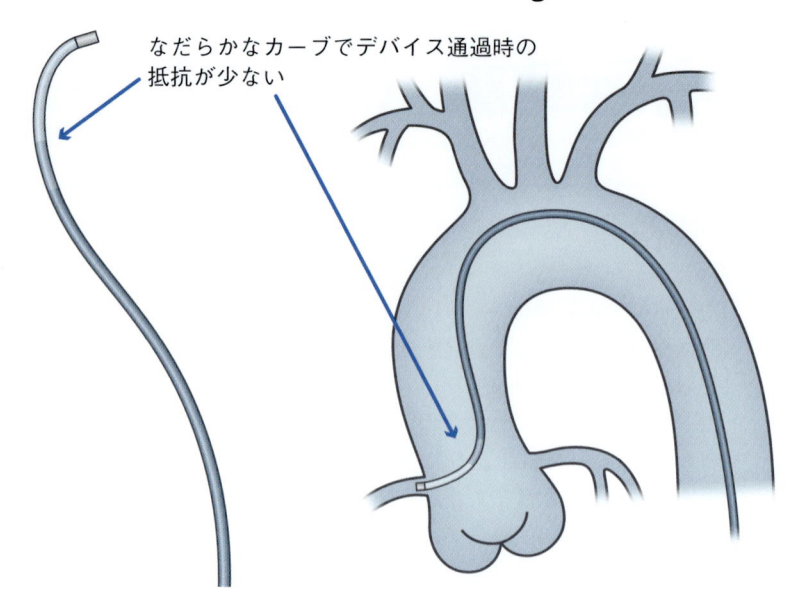

なだらかなカーブでデバイス通過時の抵抗が少ない

デバイスの挿入（図2）

　DCAカテーテルの挿入に関しては，ガイドカテーテルをdeepに挿入してバックアップを高めて押し込む，ということよりも，ガイドカテーテル先端を右冠動脈内に挿入した後は，ややガイドカテーテルを引き気味にして，ガイドカテーテルをなるべく直線的にすることが大事である．DCAカテーテル先端部は非常にbulkyであり，ガイドカテーテル内のカーブ部位で相当な抵抗を受けるため，前述した形でまずDCAカテーテルチップを冠動脈内に挿入し，その後はローテーションをかけfrictionを軽減し，DCAカテーテル自体のサポートで冠動脈内に挿入するよう，心がけることが大事である．

図2 デバイスの入れ方

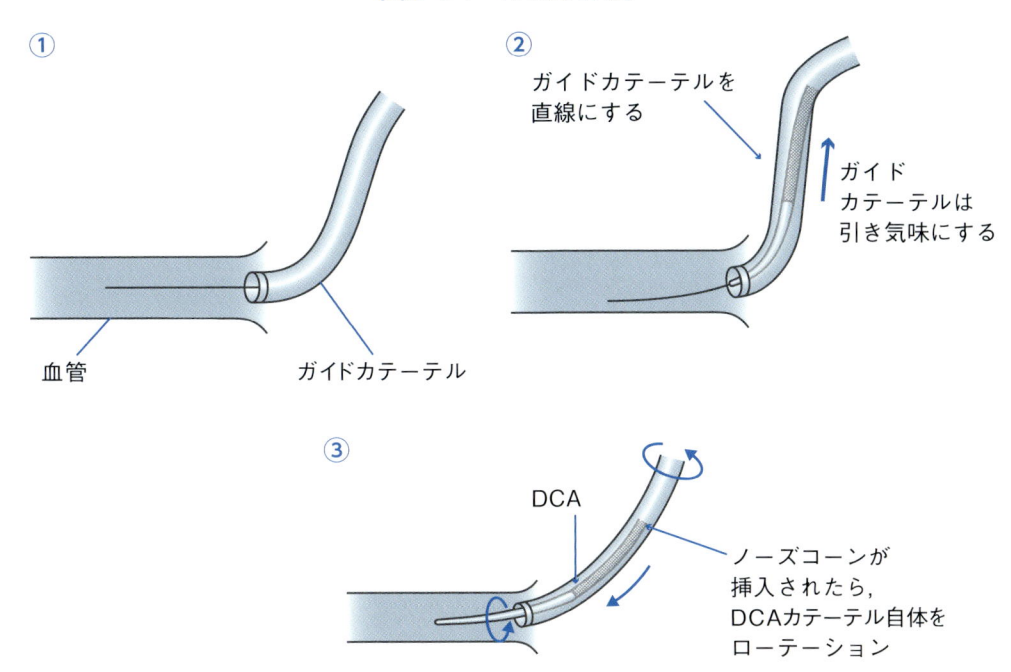

① 血管 / ガイドカテーテル

② ガイドカテーテルを直線にする / ガイドカテーテルは引き気味にする

③ DCA / ノーズコーンが挿入されたら，DCAカテーテル自体をローテーション

Point

- ガイドカテーテルはdeepに押し込むのではなく，やや引き上げ気味で先端カーブを直線化し，DCAカテーテルガイドカテーテル内を進みやすくすることが大事。
- DCAカテーテル先端が冠動脈内に挿入されたら，あとはfrictionを取るようにローテーションしながら，DCAカテーテル自体のサポートで冠動脈内に挿入。

キーとなる撮影方向

　右冠動脈中間部であれば，基本LAO，RAO方向で切除方向を決定する。末梢に関しては，CRA方向も併用し，4PD，4AVなど分枝をプラーク切除方向部位決定に使用する。右室枝の出方を目安にすることもあるが，右冠動脈は血管径も大きく，本幹と右室枝の分岐が重なる方向を確実に見分けることは困難な場合が多い。

方向性の確認

図3に，右冠動脈から分岐する側枝の位置関係を示す。近位部からは洞結節枝，円錐枝，中間部からは右室枝，遠位部からは後下行枝が分岐する。ただし，分岐する角度は症例によりバリエーションが大きく，ある程度の目安にはなるが信頼性は高くない。したがって，図3を念頭に，造影所見とIVUS所見を組み合わせて考えなくてはいけない。IVUS挿入時の端子の位置を確認し，それによりプラーク局在を確認する方法も活用する。

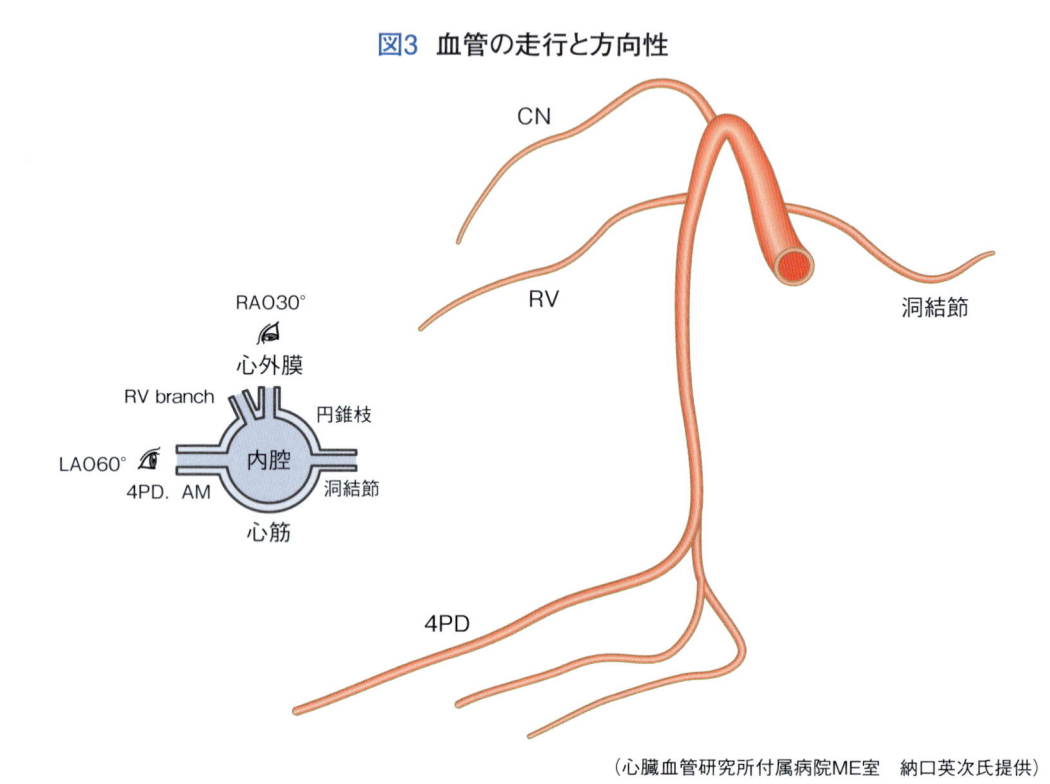

図3 血管の走行と方向性

（心臓血管研究所付属病院ME室　納口英次氏提供）

回転の方向

　LAO方向から見て，時計方向にDCAカテーテルを回すと，透視上ウインドウは右→手前→左→奥→右と向き，逆に反時計に回せば，右→奥→左→手前→右と向くように動く．どちらに回しても問題ないが，いずれにせよ手元の回転がカテーテル先端に伝わるにはタイムラグがあり，回した後，ウインドウが動き出すまで待つ必要がある（**図4**）．また回した角度が一対一に伝わるわけではないので，ウインドウの回したい角度よりも手元はやや大きく回す必要がある．ただし，いったんウインドウが動き出したら，手元は逆に回すような意識でカテーテルを保持しなければ，ウインドウが回りすぎるので注意が必要である．

図4　手元と透視画面でのウインドウの動き

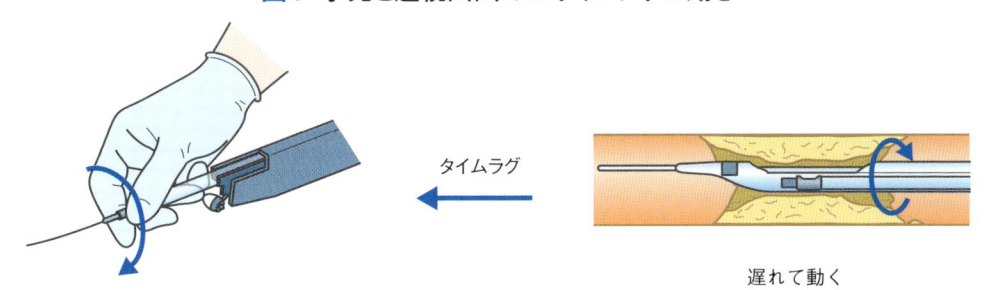

回転させると…　　タイムラグ　　遅れて動く

右冠動脈に対するDCAのまとめ

　冒頭にも述べたが，右冠動脈に対するDCAは，方向の決定が難しく，より慎重なカテーテル手技が必要である．そもそもプラークの正確な局在決定が難しく，アンギオグラフィーとIVUS，またワイヤーバイアス，IVUSのトランスデューサーの位置などさまざまな所見を利用し，その局在を把握するように努めなくてはならない．カテーテル操作自体は，それほど困難なことはないが，右冠動脈近位部には屈曲を伴うことも多く，遠位部に進めれば進めるほど手元とDCAカテーテル先端の動きにギャップが生じる．手元の回転が，カテーテル先端にどの程度伝達されたか，透視上しっかりと把握し，術者の意図する方向をカットするように心がけることが重要である．

II-3 2nd mission 徐々に適応拡大

左回旋枝（入口部を除く）

五十嵐康己　JCHO北海道病院心臓血管センター心臓内科

DCAは冠動脈インターベンション治療において唯一の動脈硬化プラークを体外にremove可能なデバイスである。第2世代，第3世代の薬剤溶出ステント（drug eluting stent：DES）の優れた短期，および中期成績が明らかとなる一方で，DES治療の欠点は留置したDESを生涯体外に取り除くことができないことと，10年を超える長期成績が不明なことなどが挙げられる。

DCAは，特に左冠動脈主幹部の遠位部分岐部病変などでの重要な側枝の開存性の維持に有効とされてきた。今後はDCAデバイスの復活で，生体吸収スキャフォールドの前治療として用いることにより，異物を生涯にわたって冠動脈内に残さない新たな治療オプションとして期待される。

入口部を除く左冠動脈回旋枝への適応はまれ

　左冠動脈回旋枝の入口部病変はDESを留置してもステント再狭窄が高いとされ，現在も冠動脈インターベンション治療のアキレス腱の一つとされている。以前から，DCAが唯一この病変に対する有効性が期待される治療デバイスであった。一方，入口部を除く回旋枝へのDCAは実際には適応となることは少ないと考えられる。ニッケルなどへの金属アレルギーが認められDESの留置が躊躇される場合，早期の待機的手術を控え血栓症のリスクを伴うステントの使用が躊躇される場合など，きわめて特殊な条件に限定されると思われる。**筆者の経験においても入口部以外の回旋枝DCA使用の経験はきわめてまれであるが，実際に回旋枝に施行する場合のTipsを知っておくことは重要と考えられる。**

Point

- 入口部を除く左冠動脈回旋枝がDCAの適応となることはまれである。
- 金属アレルギーの既往の明らかな症例，もしくは早期に待機的手術を控えた症例が適応となりうる。

　回旋枝へのDCAには技術的にはより難易度が高く，より高い理解と技術が必要と考えられる。以下，LMTもしくはLAD入口部と比較した回旋枝へのDCAの特殊性とその対応法について解説する。

至適撮影方向

　通常，左冠動脈主幹部から前下行枝入口部へDCAを施行する場合，RAO（右前斜位）CAUからの透視が望ましいとされる。これは，この角度からは通常DCAカテーテルの先端のハウジング部分をほぼ真横から観察できるからである。DCAではデバイスの特性から冠動脈穿孔をきたすリスクを伴うが，短軸方向での誤った方向を切除することより，むしろ長軸方向のずれが原因になることが多い。

　真横からの観察により病変の前後方向にずれた位置でカットするリスク，すなわちDCAによる冠動脈穿孔のリスクを著しく軽減できる。では，回旋枝にDCAを行う場合には，どの角度からの透視撮影下でDCAを行うことが望ましいか。回旋枝近位部にDCAを行う場合RAOCAUではハウジング部分は短縮するため，DCAには望ましくない（**図1a**）。LAO（左前斜位）CAUがより望ましいと考えられる。一方でこの角度からの透視はDCAのハウジング部分と骨組織と重なりやすくウインドウの短軸上の方向を決めにくいという重大な欠点がある（**図1b**）。体格が大きい症例やシネ装置のクオリティーが低い場合には，透視上DCAのウインドウの方向が判断できず治療困難となる場合すらある。**症例の体格やシネ装置の性能にもよるが，筆者の経験ではAP（前後位）CAUか浅いLAO（左前斜位）CAUが視認性も許容でき，長軸の位置決めもしやすくDCA施行に望ましい方向と考えられる。**

図1　RAOとLAOの比較

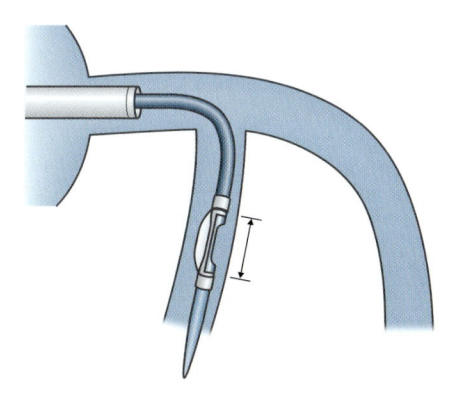

a：RAOCAU からの DCA
　ウインドウの方向は見えやすいがハウジング部分が短縮し，長軸方向の位置合わせが難しく，危険。

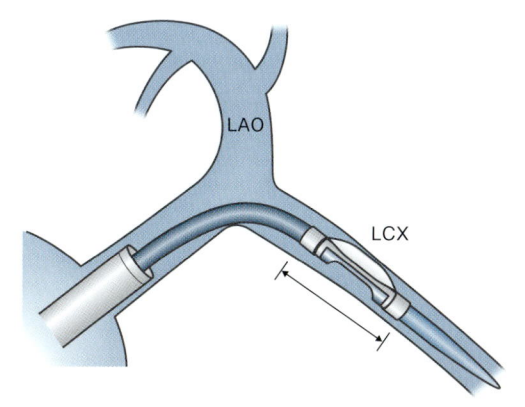

b：LAOCAU からの DCA
　長軸方向の位置合わせは容易だが，ウインドウが骨組織などと重なりウインドウを向ける短軸方向を決めにくい。

Point

- 回旋枝にDCAを行う際，RAOCAUからではハウジング部分が短縮されるため，この方向からの切除は危険である。
- LAOCAUからではウインドウ方向を決定しにくい。
- APCAUか浅いLAOCAUがDCAを行いやすい。

カテーテルのwhip motion

　回旋枝へのDCAでは，DCAのウインドウをプラーク方向に正確に合わせることが難しい。DCAカテーテルはガイドカテーテルの内壁もしくは血管壁の屈曲した部位に接触する部位が多いほど，手元のトルクがカテーテル先端のハウジング部分に伝達されにくい。

　通常，DCAの術者はDCAのウインドウを30〜45°単位でローテーションさせてプラークを切除する。しかし，回旋枝は左冠動脈主幹部から急峻な角度で分岐していることが多く，この屈曲によりときにDCAカテーテル先端への微細なトルク伝達が妨げられる（**図2**）。結果，術者は過剰なトルクをかけることとなり，whip motionを起こしやすい。術者はウインドウの方向を決める際により細心な注意が必要である。

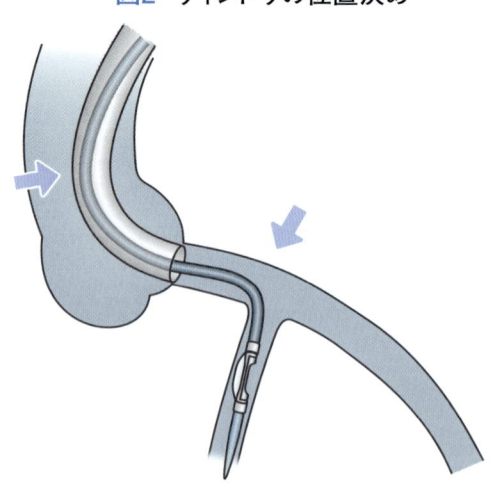

図2　ウインドウの位置決め

DCAカテーテルが屈曲部を通過すると先端へのトルクが伝達しにくくなりウインドウの位置決めが難しい。

Point

- LCXへのDCAでは先端のハウジング部分へのトルク伝達が悪く，ウインドウの方向の決定には細心の注意を必要とする。

IVUSによる切除方向の決定

　DCAではIVUSによってプラーク分布を確認し，切除方向を決定するのが手技の基本である。通常は分枝との位置関係から切除方向を決定するサイドブランチ法と，IVUSのイメージングコアとガイドワイヤーの位置関係から切除方向を決定するワイヤーバイアス法がある。安全なDCAを施行するためには，術者はいずれの方法も利用し瞬時に正確な切除方向を判断する必要がある。

　LMTおよびLAD入口部病変にDCAを施行する場合は，対角枝を利用したサイドブランチ法が有効であるが（**図3a**），回旋枝へのDCAではサイドブランチ法を利用できない。これは，回旋枝が心外膜表面ではなく房室間溝を走行するためである。そのため回旋枝からの分枝であるOM枝やLA枝は，いったん心外膜側に分枝したのちにそれぞれ心尖部方向や心房方向に走行することが多い。そのためIVUSで観察されるOM枝やLA枝の入口部の方向は，必ずしも心尖部方向や左房方向を示してはいない（**図3b**）。回旋枝へのDCAではワイヤーバイアス法を用いて方向を決める必要がある。

図3　IVUSによる分枝起始部の観察

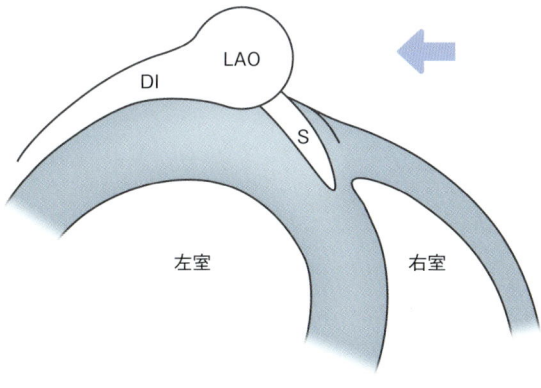

a：RAOCAU view。LADと対角枝はいずれも心外膜表面を走行するため，LAD近位部にDCAを行う場合はIVUSで対角枝が分岐する方向を基準に切除方向を決めると有用である。

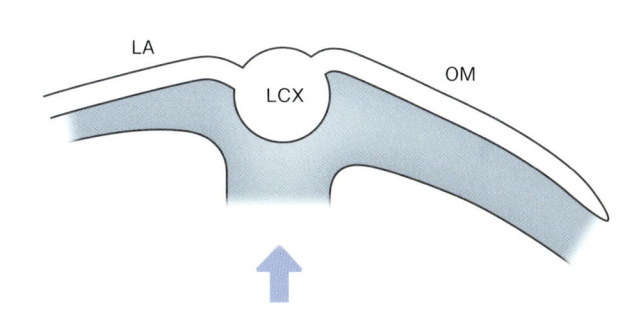

b：APCAU view。LCXは房室間溝を走行するため，分枝はいったん心外膜側から分岐したのちに左房枝は心房側，鈍角枝は心尖部側に曲がって走行することが多い。IVUS上の枝起始部を基準にDCAを行うことは難しい。

> **P**oint
> - 左回旋枝へのDCAでのIVUS読影では，ワイヤーバイアス法を用いて切除方向を決める必要がある。

　回旋枝へのDCAは前下行枝と比較し手技上の注意点が多い。さらに実際にDCAを施行する機会も少ないため習熟も難しい。したがって，安易な回旋枝へのDCAは当然避けるべきであるが，DCAが必要なときには前述した点に十分留意して施行することが望ましい。

Ⅲ

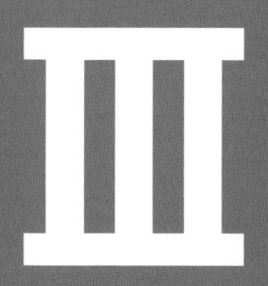

3rd mission

これができれば もうマスター！

Ⅲ 3rd mission これができればもうマスター！

1 左回旋枝入口部

羽原真人，那須賢哉，土金悦夫　豊橋ハートセンター循環器内科

分岐部病変の治療は，薬剤溶出ステント（drug eluting stent：**DES**）を使用しても他病変に比して高い再狭窄率を認めている。DESを用いたcomplex stentingでは，本幹9.1〜18.8％，側枝11.1〜25.3％と高い再狭窄率（特に側枝側）が報告されている[1-3]。このためcomplex stentingを回避しsingle stentでの治療が望ましいと考えられるが，実臨床では動脈硬化が本幹から大きな側枝入口部にかけて続いているような分岐部病変も多く，complex stentingを避けられない症例も多い。

特にLMT分岐部病変（左主幹部：left main trunk）の治療ではLAD（左前下行枝：left anterior descending artery），LCX（左回旋枝：left circumflex artery）両枝がともに軽んじえない主枝であり，LMT分岐部の治療にあたる際は特にLCX入口部をどのように処理するかに注力する必要がある。

分岐部病変に対してDCAによるプラーク切除後に第1世代のDESを留置し，その安全性・有効性を検討したPERFECT試験[4]では，本幹および側枝ともに再狭窄率は低率であり，その安全性および有効性が示された。また，LMT分岐部病変にDCA後に第1世代DESをLMT-LADに留置した群では，DCAを施行せず留置した群と比較して有意にLCX入口部の再狭窄率が低値であるとの報告もある[5]。したがって，**現在のDES時代においてもDCAはlesion specific deviceとしてmajor bifurcation lesionにおいてプラークシフトを防ぎcomplex stentingを回避しうる唯一のデバイスとなる可能性がある。**

本項では左回旋枝入口部に対するDCAについて症例を交え，その有効性と危険性そして危険を回避するために注意すべき点について概説する。

症例1　70歳代，女性

冠動脈造影所見
LMT-LADおよびLMT-LCXにそれぞれ高度狭窄を認める。またその分岐角度は非常に浅い（**図1a，b**：白矢印：高度狭窄，黄線：分岐角度）。

カテーテル治療手技
分岐角度が非常に浅いため，single stentではプラークシフトおよびカリーナシフトによりLCX入口部に高度狭窄・閉塞が起こる危険性が高く，DCAにより

プラークを切除しstentingする方針とした。まずLADからIVUSを施行し，プラークの分布方向および長さを確認後（**図1c**）6〜8atmで計11cut，DCAを施行した（**図1d**）。引き続きLCXからIVUSを施行し（**図1e**），プラーク分布方向と長さを確認後5〜6atmで計4cut，DCAを施行（**図1f**）。これによりカリーナシフトは回避でき，single stentingできると判断しLMT入口部よりLADにstenting（3.5×18mm）（**図1g**）。その後mmおよび2.5mmバルーンでkissing balloon techniqueを行った（**図1h**）。最終造影でLMT-LAD, LMT-LCXともに良好な拡張であることを確認し手技終了とした（**図1i, j**）。

図1 LMT分岐部病変

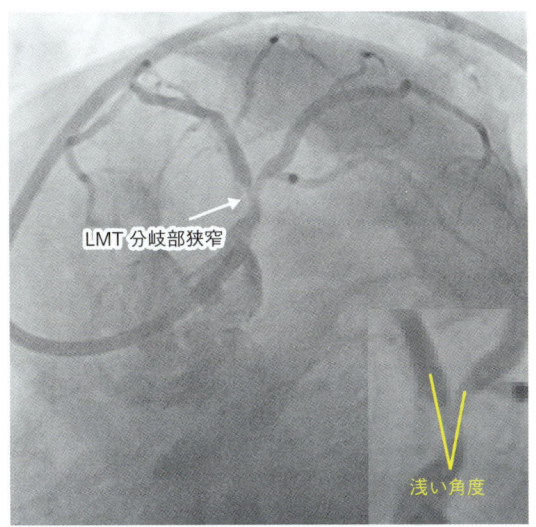

a：Pre LAOCAU

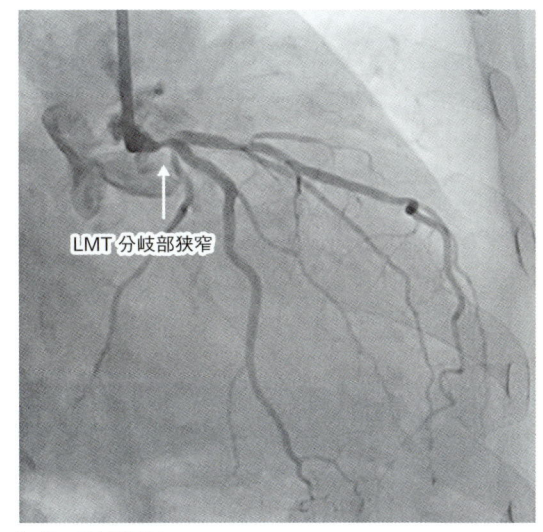

b：Pre RAOCAU

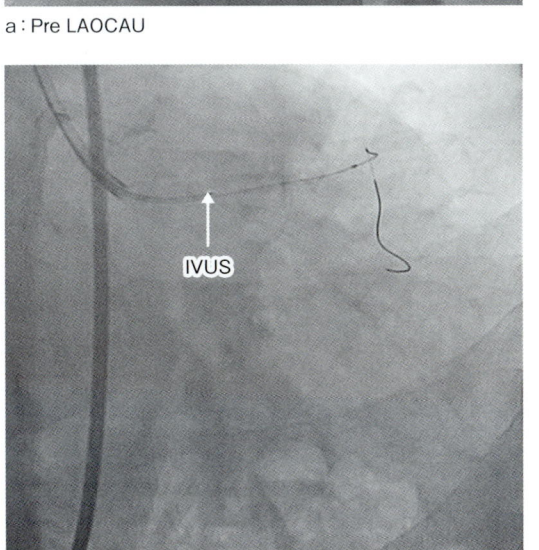

c：IVUS

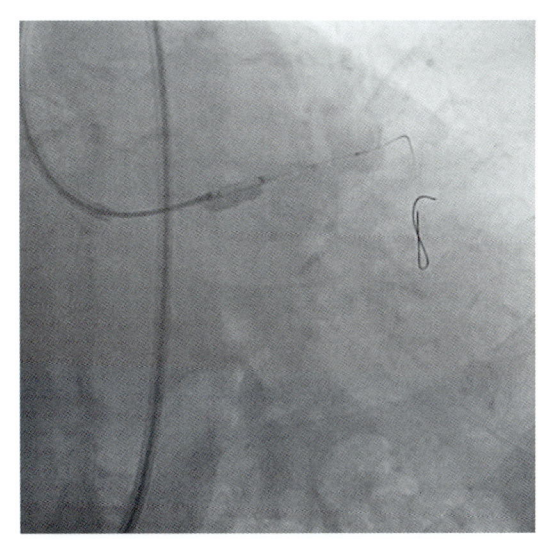

d：DCA

e : IVUS

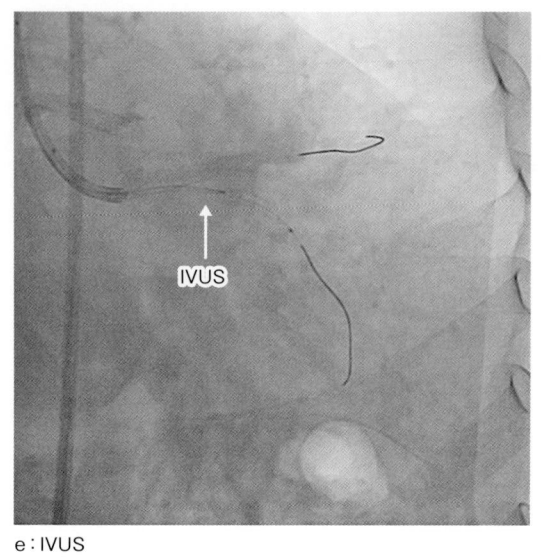

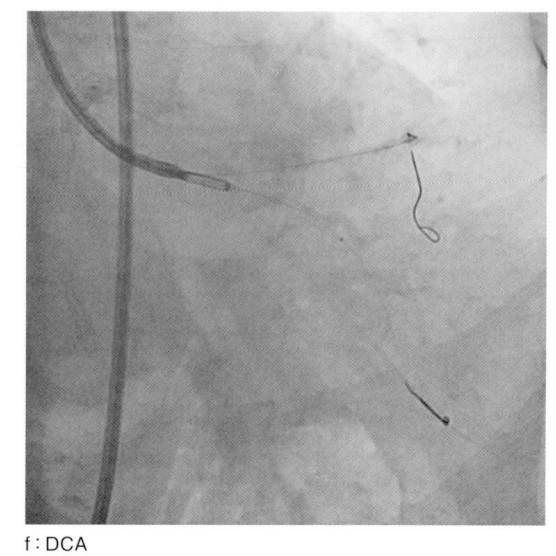

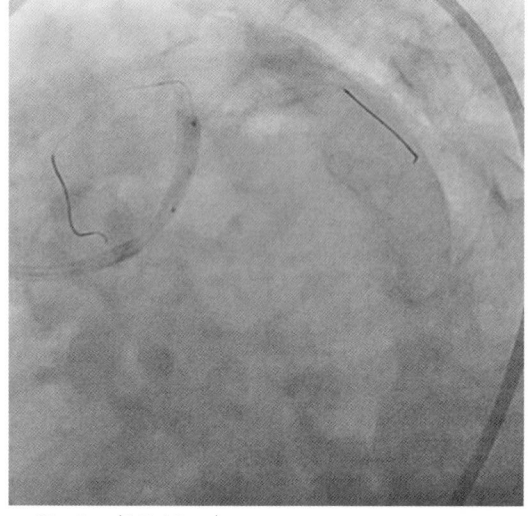

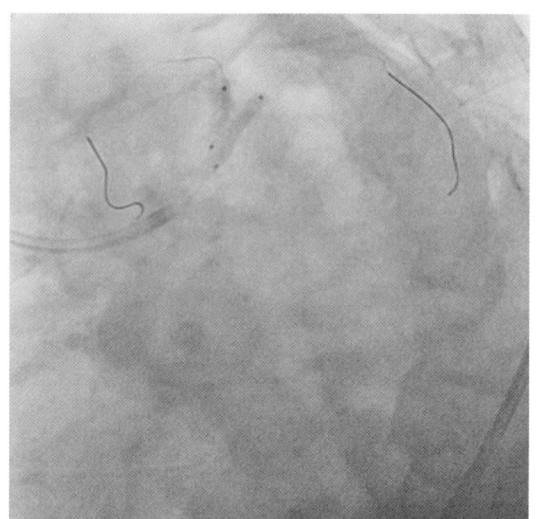

f : DCA

g : Stenting (3.5×18mm)

h : Kissing Balloon technique

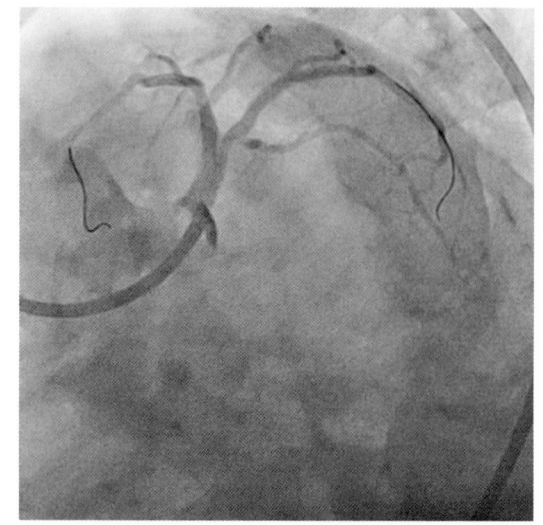

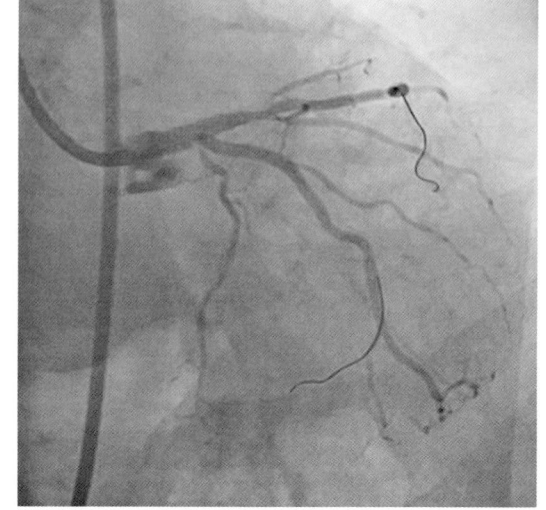

i : Final LAOCAU

j : Final RAOCAU

Point

- 本症例のように，IVUSおよびDCAを用いることにより安全にプラークを切除することが可能であり，プラークシフトおよびカリーナシフトを防ぎsingle stentで終わることができる。DES時代においても入口部や分岐部病変に対するPCI成功においてDCAの役割は重要であると思われる。
- LCX入口部病変に対するDCAは，LCXの解剖学的特徴（①LMT-LADと比較して急峻な角度で分岐することが多い，②分枝の方向が多彩である）により最も難しい治療の1つであり，冠動脈穿孔などの危険性も高い。**したがってより安全にDCAを施行するためには，IVUSを駆使しプラークの局在を詳細に把握しそれを冠動脈造影に還元し，DCAカテーテルのウインドウをその方向にだけ向け限定的に切除する必要がある。**
- 分岐角度が急峻なものではディープカットしてしまう危険性があり，インフレーションプレッシャーの調節も重要である。

次に，LCX入口部のDCAにおいて重要なステップを提示する。

症例2　60歳代，男性

冠動脈造影所見

LCX入口部に高度狭窄を認める。回旋枝入口部から狭窄を認め，DCAでの治療のよい適応と考えた（**図2a〜d**）。

図2 baseline angio

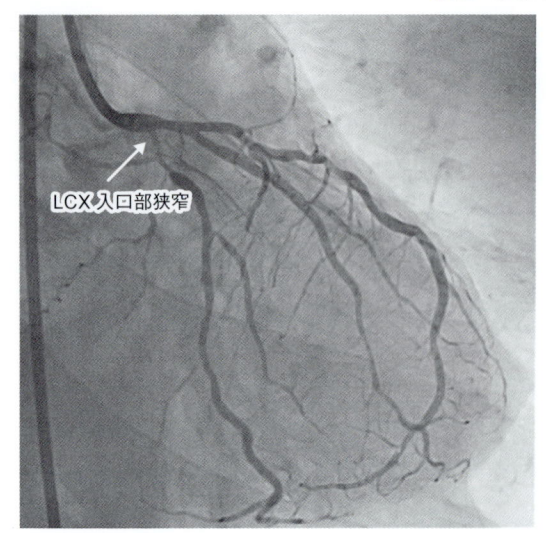

a：RAO31° CAU25°（LCX入口部狭窄）

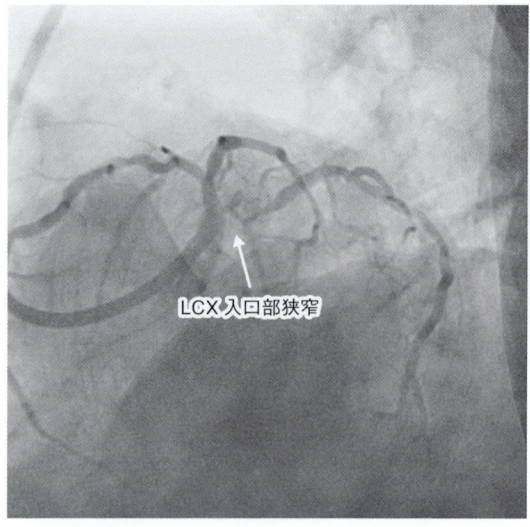

b：LAO72° CAU40°（LCX入口部狭窄）

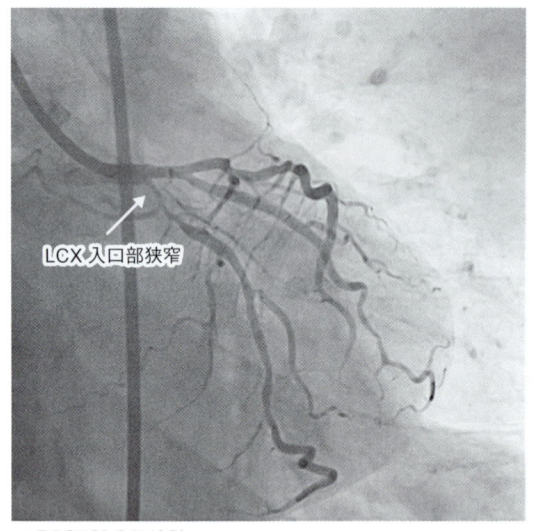

c：RAO10° CAU36°（LCX入口部狭窄）

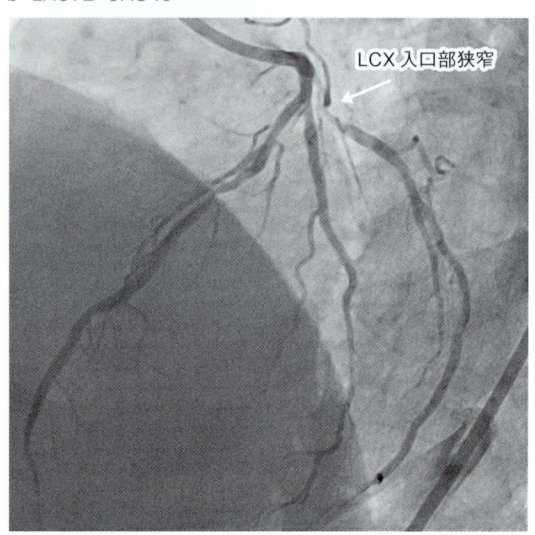

d：LAO60° CRA25°（LCX入口部狭窄）

カテーテル治療手技

　プラークの分布が冠動脈造影でどこにあたるかを把握するため，まずIVUSを施行する．数本存在する分枝を参考にし，冠動脈造影上で方向をおおまかに確認する．本症例では末梢側からOM枝・LA枝・SN枝・LAD本幹と分枝しており（**図3a**），それぞれの枝が入ってくる方向をIVUSで確認する．OM枝が1時，LA枝が9時，SN枝が7時，LADが1時方向（**図3b～f**）から入ってきていることにより，RAOCAUではIVUSの2～6時の間のいずれかの方向から見ていると理解できる．

図3 分岐を利用した冠動脈造影とIVUS画像のシンクロ

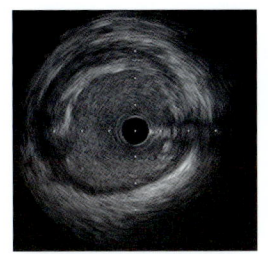

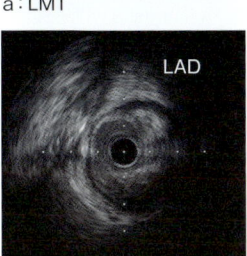

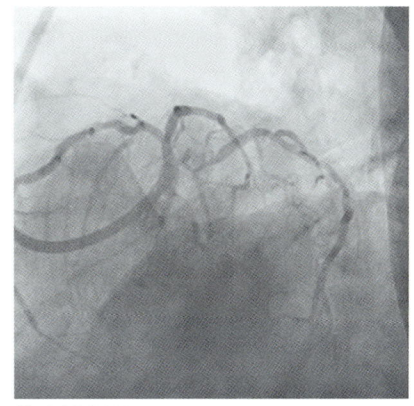

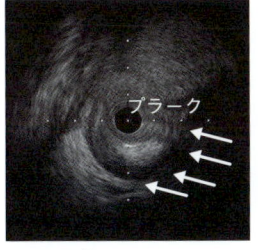

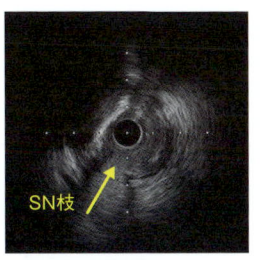

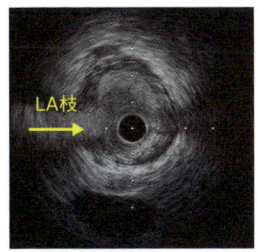

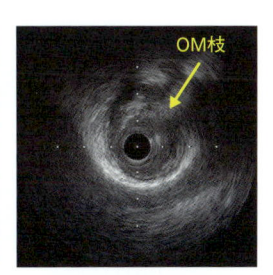

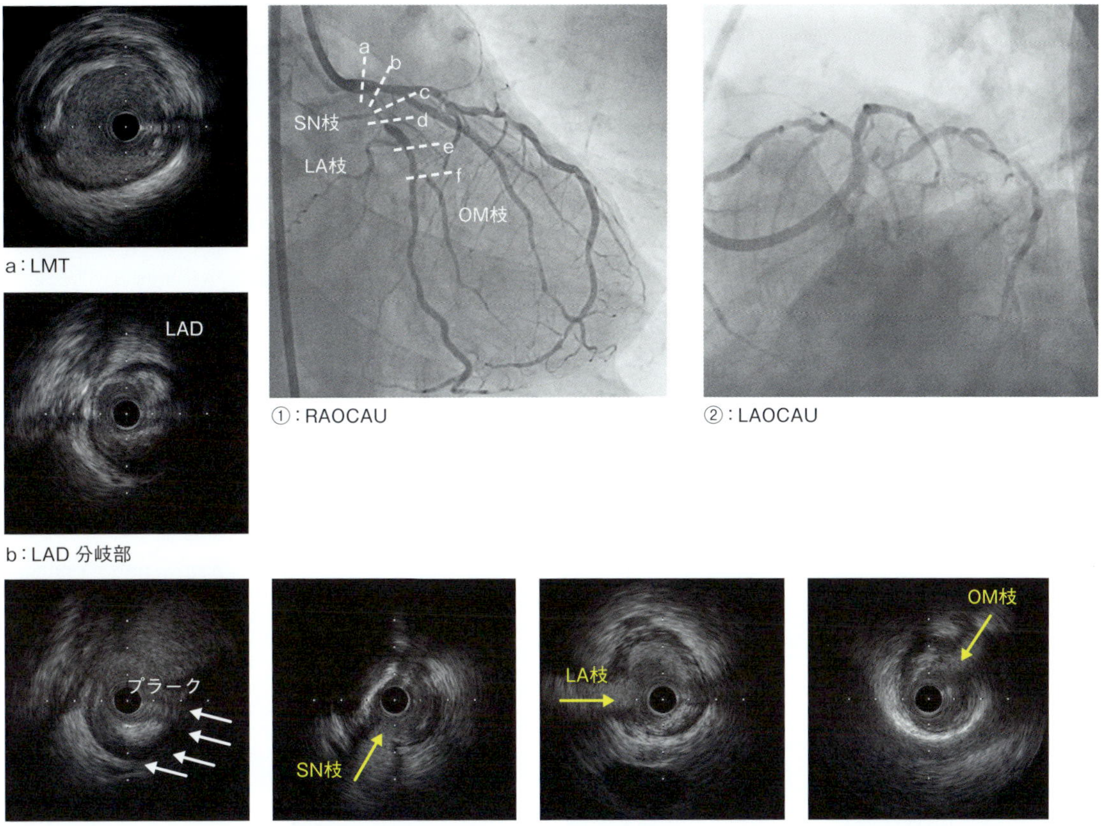

a：LMT
b：LAD 分岐部
①：RAOCAU
②：LAOCAU
c：MLD 部
d：SN 枝分岐部
e：LA 枝分岐部
f：OM 枝分岐部

冠動脈造影とIVUSを役立てる

　LCXはLADとは異なり分枝角度が多彩で，個体差も大きいことよりDCAを施行する際にはさらに詳細な検討が必要である。そのためIVUSとワイヤーの位置関係を利用し，引き続き冠動脈造影とIVUS画像をシンクロさせていく。冠動脈造影上，末梢側でガイドワイヤーはIVUSの右側にあり（**図4a**）中枢側に引いてくるとガイドワイヤーは一度IVUSと重なり（**図4b**），再び右側に外れていく（**図4c**）。主幹部までくると，再びIVUSとガイドワイヤーは重なる（**図4d**）。

図4 ガイドワイヤーバイアスを利用した冠動脈造影とIVUS画像のシンクロ

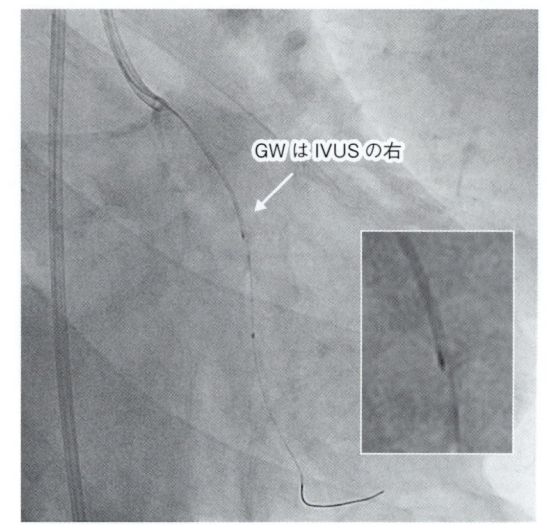

a：GWとIVUSが離れるポイント

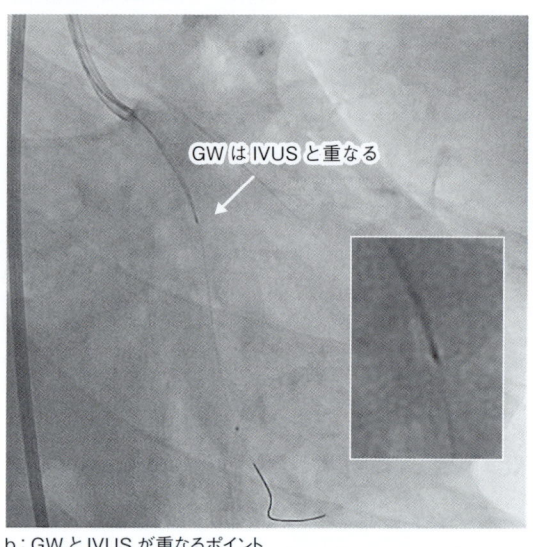

b：GWとIVUSが重なるポイント

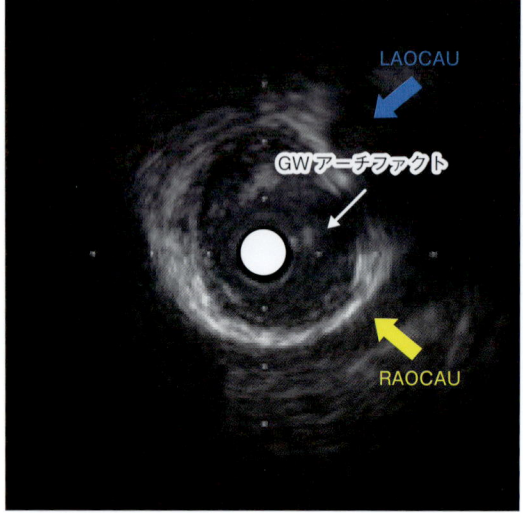

e：a-ポイントのIVUS画像

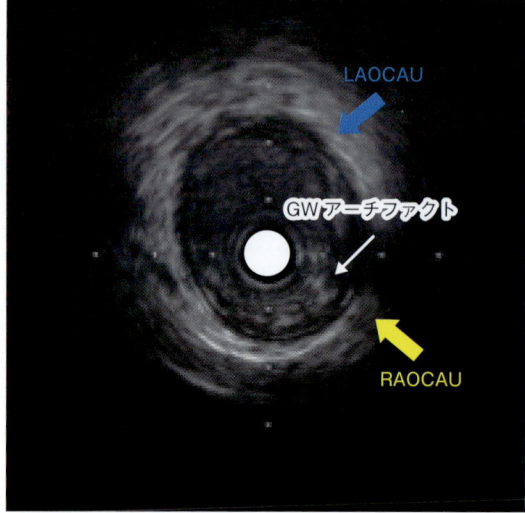

f：b-ポイントのIVUS画像

GW：ガイドワイヤー

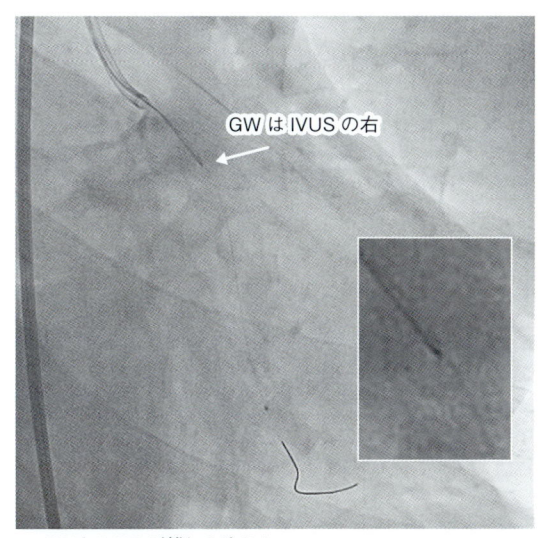

c：GWとIVUSが離れるポイント

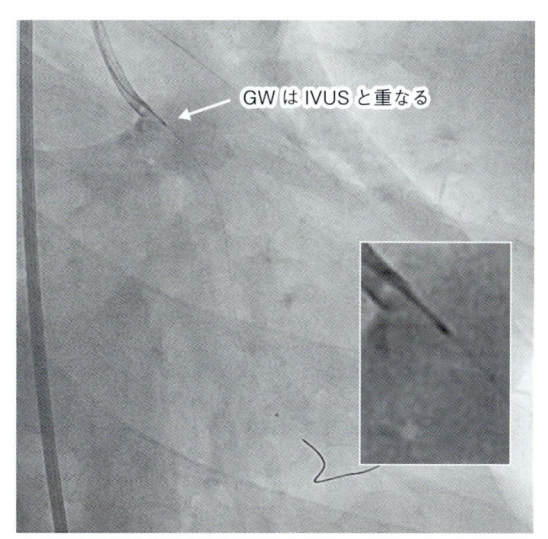

d：GWとIVUSが重なるポイント

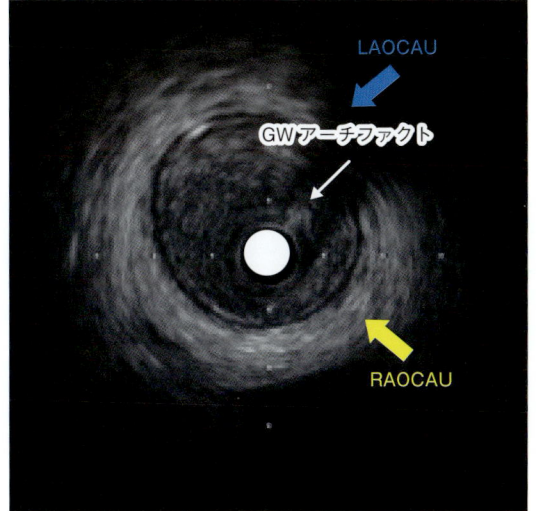

g：c-ポイントのIVUS画像

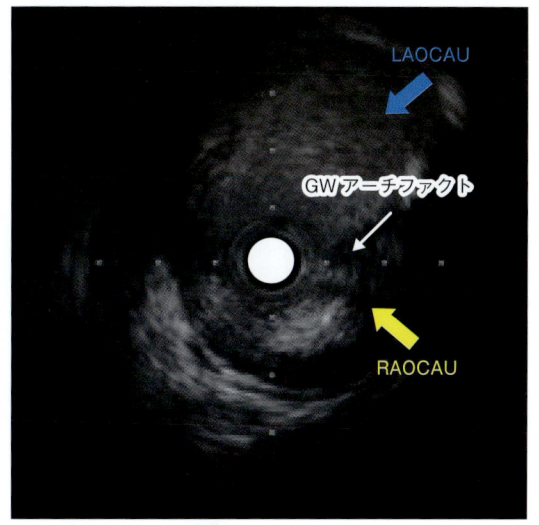

h：d-ポイントのIVUS画像

　この4点を今度はIVUS画像で確認する（**図4**白矢印はガイドワイヤー，白丸がIVUSカテーテル）。**a**で右・**b**で重なり・**c**で右・**d**で重なる。このため，左冠動脈造影のRAOCAUは4時方向（黄色矢印）から見ていると理解できる。ちなみにLAOCAUはRAOCAUから反時計回りに90°であるため，1時方向（青矢印）から見ていることになる。

テストカット

　以上の行程により，IVUS画像と冠動脈造影とがシンクロできたため，引き続きDCAで切除したいプラークの場所を確認する．血管造影上削りたいプラークは回旋枝入口部であり（**図5a，c：-----**），IVUS画像では1〜7時に分布している（**図5e：黄色曲線**）．冠動脈造影のRAOCAUはIVUSの4時方向，LAOCAUは1時方向から見ていると考えられるため，このプラークの場所は血管造影ではRAOCAUでは正面，LAOCAUでは正面から90°時計回転方向（下向き）となる．したがってDCAのウインドウをそちらの方向に向けテストカットを行う（**図5b，d**）．

図5　DCAテストカット

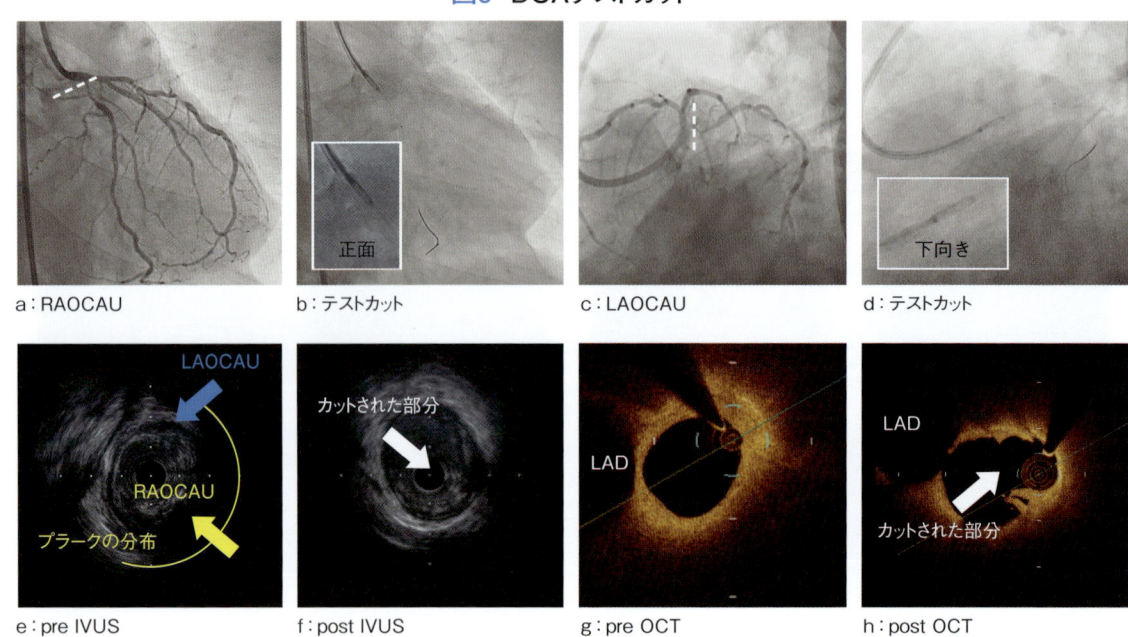

a：RAOCAU　　b：テストカット　　c：LAOCAU　　d：テストカット

e：pre IVUS　　f：post IVUS　　g：pre OCT　　h：post OCT

　LCX入口部はLMT-LADと異なり，急峻に曲がっているため血管が伸びディープカットしてしまう危険性があるため，最初は圧をかけず（0〜2atm）にテストカットを行う．今症例では2atmで施行した．テストカット施行後，再びIVUSを行い思ったところが削れているか確認する．DCA施行前の角度を過信せずテストカットを行い角度補正していくことも重要である．

　本症例ではプラークの真ん中が削れており，DCA前に想定した角度でよいと思われた（**図5f**：切除された部分は白矢印）．

　保険の問題があるが，IVUSで確認困難な場合，光干渉断層装置（optical coherence tomography：**OCT**）で見ると詳細に把握できることがある．本症例ではOCTも施行していたため提示する．OCTでもLAD反対側のプラークが想定通り切除されているのが確認できる（**図5g，h**）．

手技終了まで

テストカットにより切除したい方向が最終的に確認できたため，引き続き残存プラークを削っていった。2atmで7回デバルキングを施行しIVUSで再度確認したところ，やや末梢側に残存プラークを認めたため3atmで5回再度デバルキングを施行した（**図6a**：切除されたプラーク）。これにより回旋枝のプラークはおおよそ切除されていた（**図6b**：pre IVUS　**図6c**：post DCA IVUS）が，フラップを認めたため（**図6d**：post DCA angio）入口部よりステント（3.0×18mm）を留置し（**図6e**），3.5mmバルーンで後拡張を行い（**図6f**）手技終了とした（**図6g, h**：最終造影）。

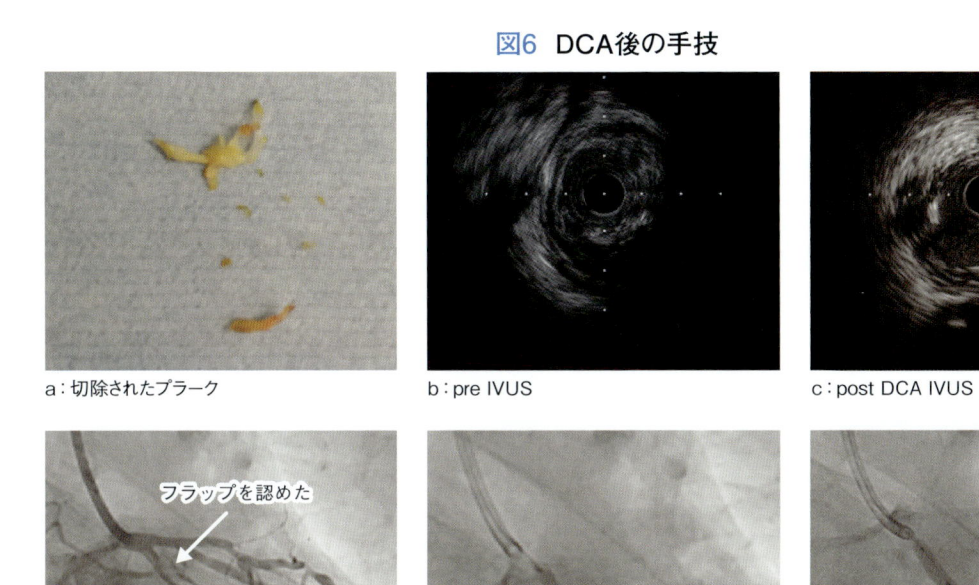

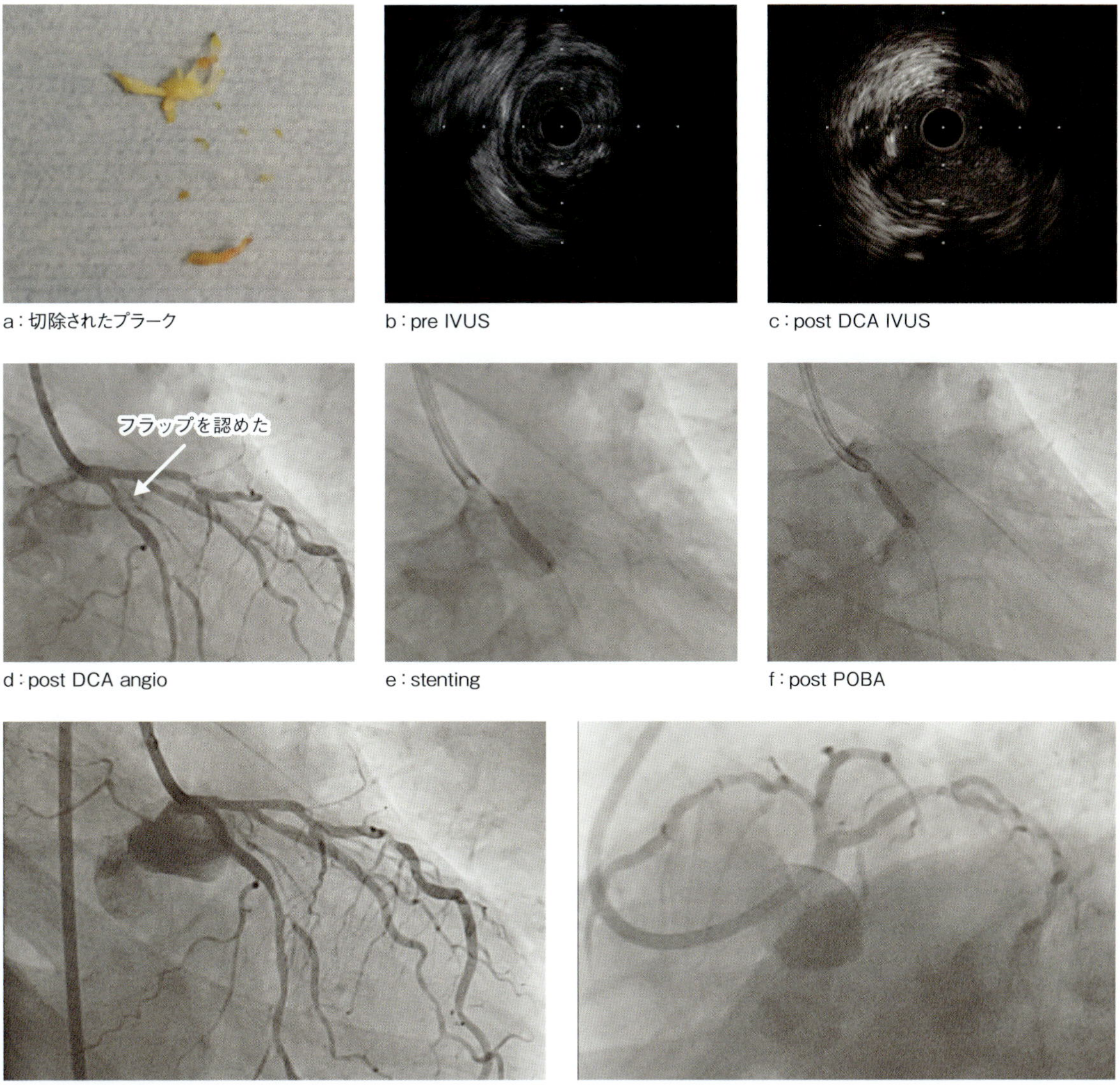

図6　DCA後の手技

a：切除されたプラーク

b：pre IVUS

c：post DCA IVUS

d：post DCA angio（フラップを認めた）

e：stenting

f：post POBA

g：final RAOCAU

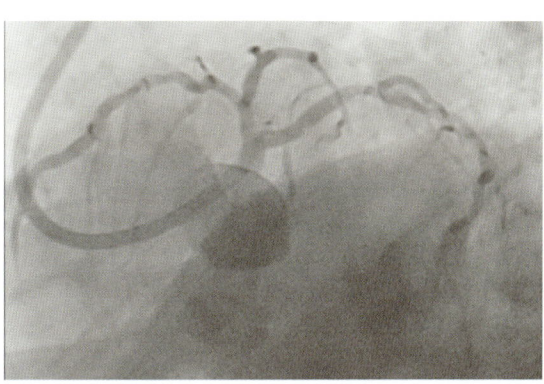

h：final LAOCAU

> **Point**
> - 前述した通り，まず分枝およびワイヤーバイアスを利用し，冠動脈造影とIVUS画像とをシンクロさせる。その後低圧でテストカットを行い，再度IVUSで切除されたプラークの方向を確認し角度補正を行う。
> - DCA施行後は常にIVUSで確認し，適宜角度補正することが重要である。これらのステップを怠ると，DCAは非常に危険なデバイスとなり致死的な合併症につながる。

最後に，DES登場前の症例ではあるが必要なステップを怠った際のDCAの危険性について提示する。

症例3　80歳代，男性

冠動脈造影所見

LCX入口部に高度狭窄を認める（**図7a**）。回旋枝入口部から狭窄を認め，DCAでの治療のよい適応と考えた。

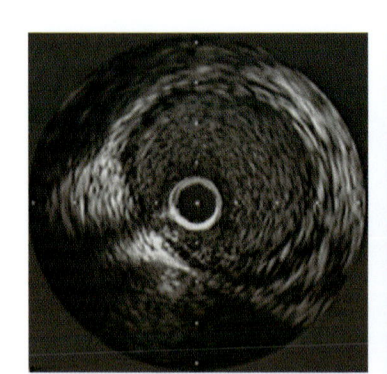

図7　LCX入口部病変

a：LMT

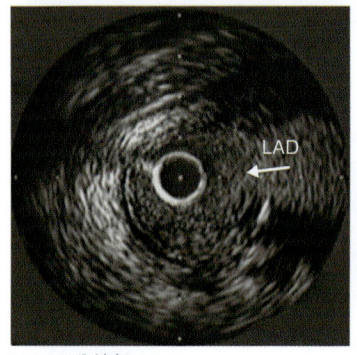

b：LAD分岐部

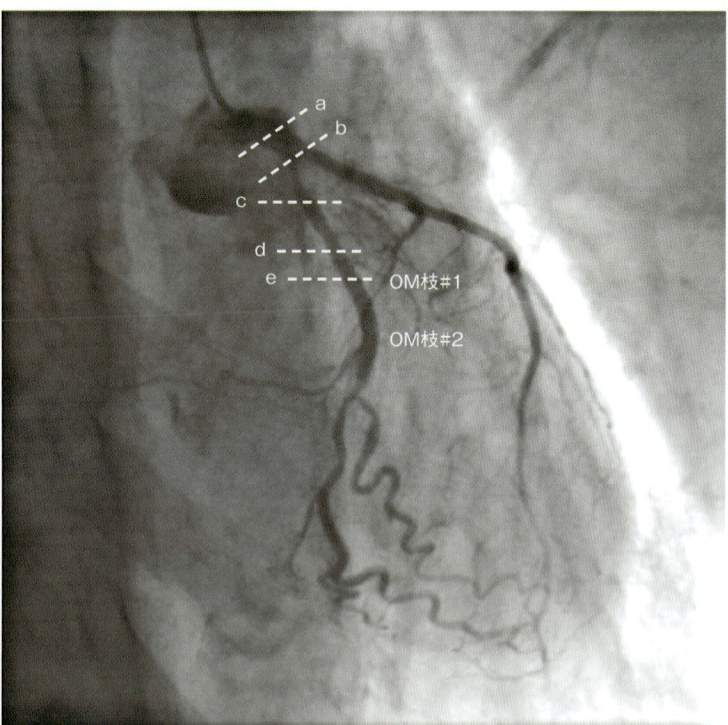

① Pre Angio：RAO30° LAO30°

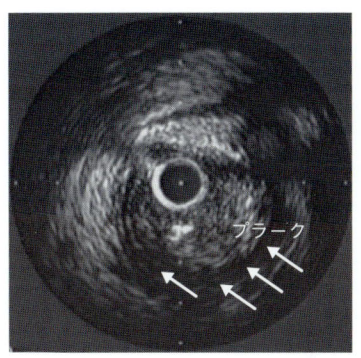

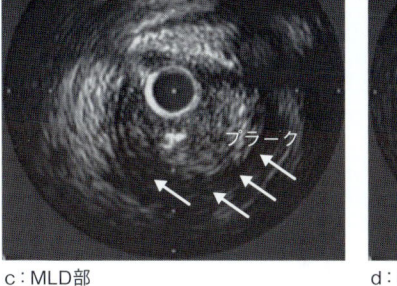

c：MLD部 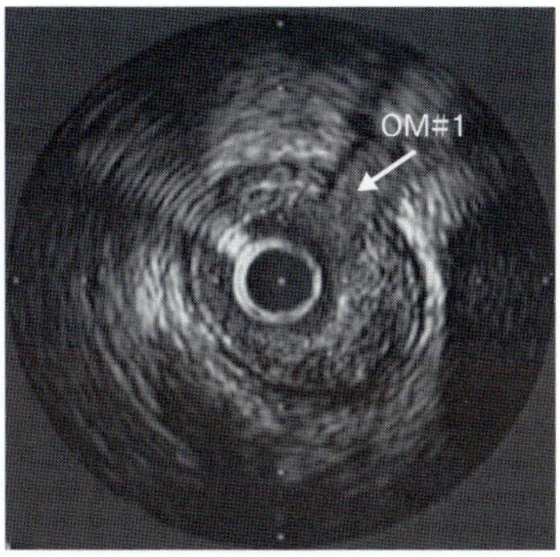　　　　　　　　　d：OM#1枝分岐部 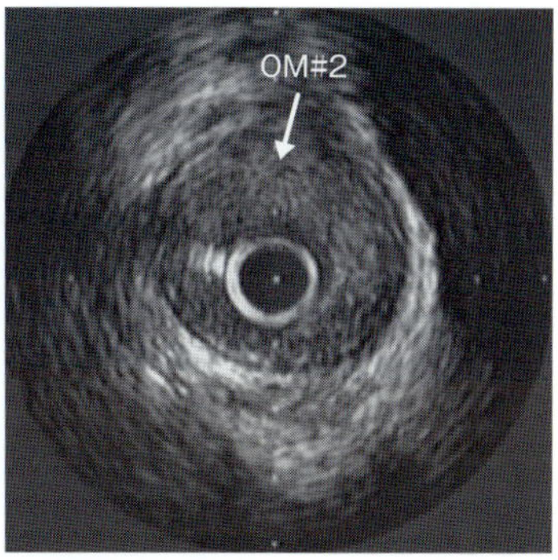　　　　　　　e：OM#2枝分岐部

カテーテル治療手技

　冠動脈造影上プラークの方向を把握するため，IVUSを施行した（**図7a～e**）。切除したいプラークはIVUS上4～7時方向に分布し（**図7c**），12時，1時からそれぞれOM枝#2およびOM枝#1が（**図7d，e**），LADは2～3時方向から入ってきていた（**図7b**）ため，RAOCAUでプラークはだいたいLAD（ウインドウが右側）より45°程度時計回転させたところから90°回転させてところまでとおおまかに判断した。

　本症例ではワイヤーとIVUSとの位置でさらに詳細な角度補正は行わず，またテストカットも行わずこのまま冠動脈造影を頼りにDCAを開始してしまった。

ディープカット

　冠動脈造影でLAD側から正面側に45°程度時計回転に回し1atm，さらに45°（LAOCAUでほぼ正面）1atmでDCAを行った（**図8②，③**）。その後の冠動脈造影ではMLDの末梢側にディープカット所見を認めた（**図8④**：白矢印）。IVUS上もやはりディープカットされた所見を認めた（**図8f**：白矢印：内膜・中膜が消失し外膜のみになっている）。

図8 ディープカット

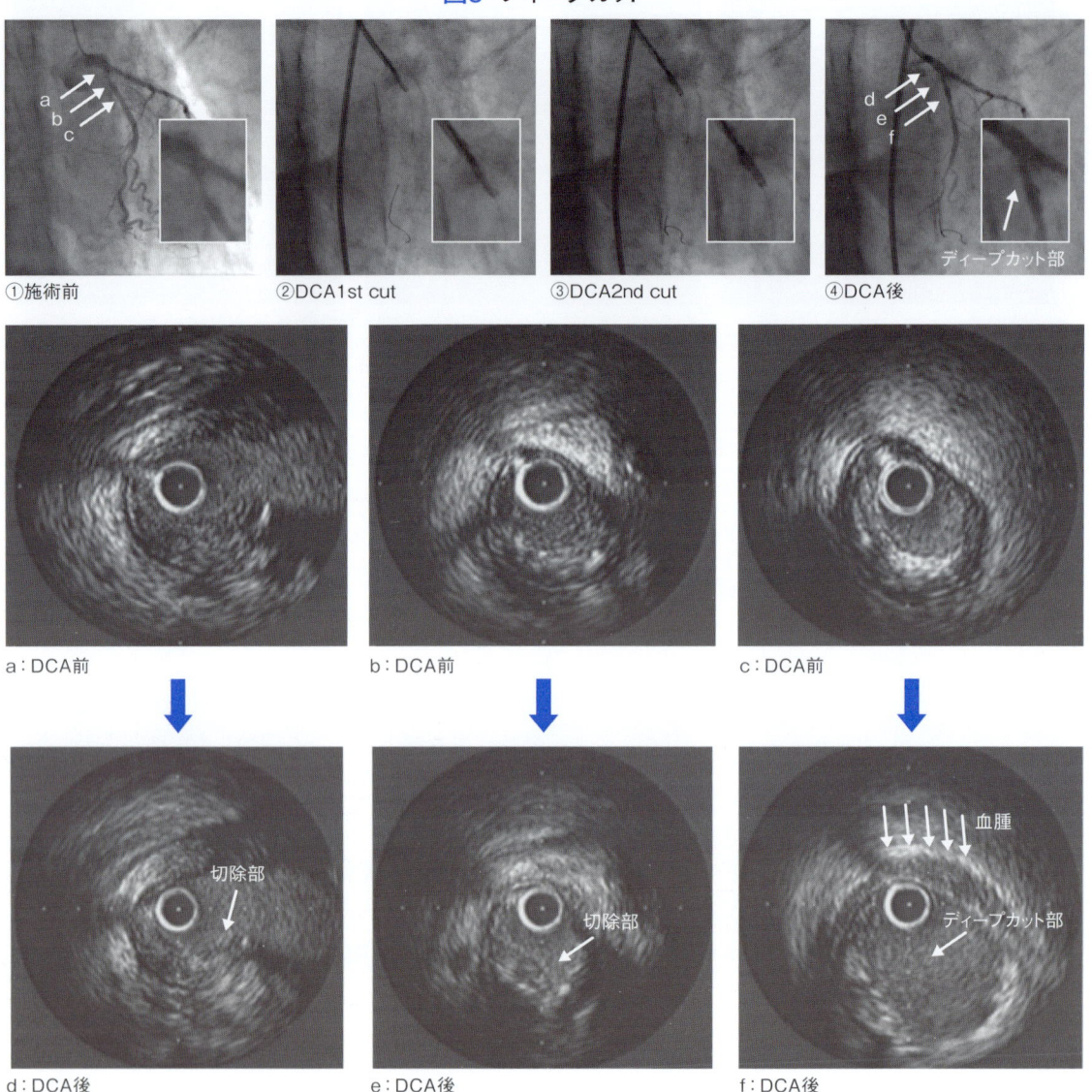

①施術前　②DCA1st cut　③DCA2nd cut　④DCA後

a：DCA前　b：DCA前　c：DCA前

d：DCA後　e：DCA後　f：DCA後

　施行前のIVUS画像（**図8c**）と比較すると，明らかに血管径の拡大，血管周囲に血腫様所見（**図8f**：白矢印）を認める。つまり，想定したところよりさらに末梢側まで削ってしまっていたことになる。またIVUS上target plaqueはLCX入口部・LADから時計回転45°方向にカットは入っているがまだ残存プラークを認めた（**図8d, e**：白矢印：DCAで切除した部分）。

DCA施行

　DES登場前の症例であり，ステントレスでの治療を予定していたため，さらにDCAを施行した。最終的に最大3atm・15cut・15.5mgのプラークを切除し10.5mm^2，%plaque areaは25.7%まで改善した（最終造影，**図9①**）。ディープカット部はIVUS上著変なく心筋側であったため，covered stentは留置しなかった。

手技終了後30分間カテ室でwaitingしたが血管造影所見および血圧など循環動態も変わりなく，心エコー上心嚢水も認めなかったため手技終了とした。

その後の経過
　翌朝安静解除し，その後日中は経過良好であったが，その夜，お手洗いで排泄後心肺停止となり発見された。心エコーで心嚢水を認めたため，カテ室に搬送し心嚢穿刺を施行。同時に経皮的心肺補助装置（percutaneous cardiopulmonary support：**PCPS**）を挿入した。その後，冠動脈造影を施行したところ，前日DCAを行った回旋枝入口部（ディープカット部）でcoronary perforationを認めた（**図10a**）。Perfusion バルーン（**図10b**），GraftMaster3.5mm（**図10c**）でも止血できず最終的に心臓外科に依頼することとなった。

図9 最終結果と施行前の比較

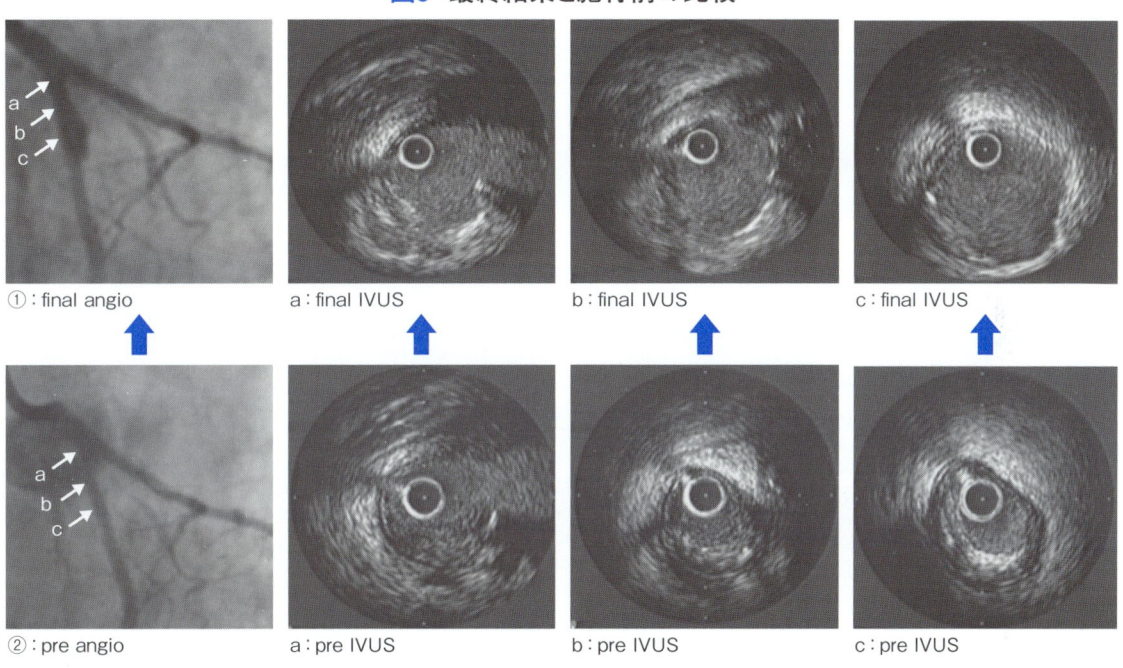

①：final angio　　a：final IVUS　　b：final IVUS　　c：final IVUS

②：pre angio　　a：pre IVUS　　b：pre IVUS　　c：pre IVUS

図10 coronary perforation

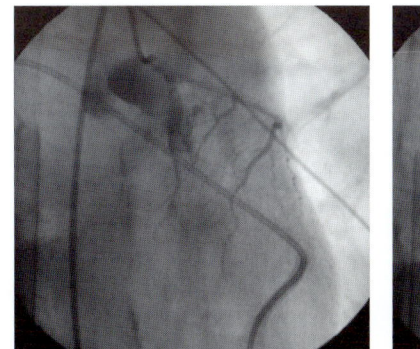

a：coronary perforation　　b：perfusion バルーン　　c：GraftMaster留置後

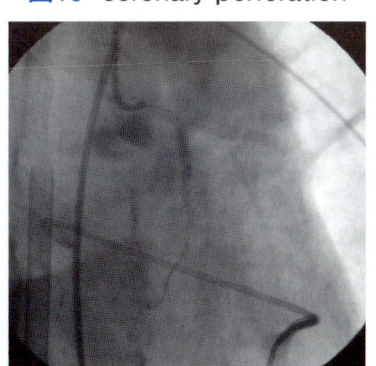

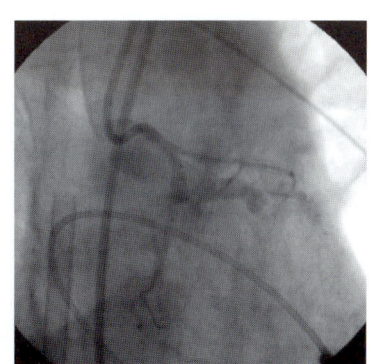

Point

- LCX入口部のDCAは，方向性・拡張圧また長軸方向の位置が非常に重要である。前述したステップを一つ一つ丁寧に施行し確認しながらDCA施行していくことが必要である。
- ディープカットが疑われる際は必ずIVUSを施行し，DCA前のIVUS画像やそのカット直前のIVUS画像としっかり比較することが重要である。手技中はそのときのIVUS画像のみを評価してしまう傾向にあり，切除前との変化に気づかないことが多い。施行前の画像と比較することにより，血管径の拡大や血腫の存在など穿孔の危険性をいち早く気づくことが可能になると思われる。
- ディープカットが出現した場合には，あまり高圧をかけるとさらに同部が広がり穿孔を起こすこともあるので，手技続行には十分注意を要する。
- 手技終了後も血圧の管理が非常に重要であり，厳重な血圧管理を行う必要がある。

まとめ

　回旋枝入口部に対するDCAは，通常のDCAより技術的には難しく冠動脈穿孔などのリスクも大きくなる。しかし，IVUSを駆使することにより安全にプラークを切除することが可能であり，プラークシフトおよびカリーナシフトを防ぎsingle stentで終わることができる。DES時代においても入口部や分岐部病変に対するPCI成功においてDCAの役割は重要であると思われる。

文献
1) Hoye A, Iakovou I, Ge L, et al：Long-term outcomes after stenting of bifurcation lesions with the "crush" technique. J Am Coll Cardiol 47：1949–1958, 2006.
2) Ge L, Airoldi F, Iakovou I, et al：Clinical and angio graphic outcome after implantation of drug-eluting stents in bifurcation lesions with the crush stent technique. J Am Coll Cardiol 46：613–620, 2005.
3) Hoye A, Van Mieghem CAG, Ong A, et al：Percutaneous therapy of bifurcation lesions with drug-eluting stent implantation：the Culotte technique revisited. Int J Cardiovasc Interv 7：36–40, 2005.
4) Tsuchikane E, Aizawa T, Tamai H, et al：Pre-drug-eluting stent debulking of bifurcated coronary lesions. J Am Coll Cardiol 50：1941-1945, 2007.
5) Tanaka N, Terashima M, Kinoshita Y, et al：Unprotected left main coronary artery bifurcation stenosis: impact of plaque debulking prior to single sirolimus-eluting stent implantation. J Invasive Cardiol 20：505-510, 2008.

III-2 3rd mission これができればもうマスター！

石灰化病変

平瀬裕章　高岡市民病院循環器内科

PCIにおいて，薬剤溶出ステント（drug eluting stent：**DES**）の導入によりステントが十分に拡張できれば良好な経過をたどることが多くなった。しかし，石灰化を伴う病変は，ステント拡張不良や不完全圧着を生じやすく，DESをもってしても慢性期の再狭窄やステント血栓症の原因の一つとされている。また，分岐部病変は分枝の対側にプラークが存在することが多く，ステント留置後，カリーナシフトにより側枝狭窄をまねくことが少なくない。ステント留置の前処置として，プラーク負荷を減少させること（デバルキング）でそのリスクを軽減できると考えられる。石灰化病変に対するデバルキングには，ロータブレーターによるアブレーションが有効であるが，比較的血管径の大きな左主幹部（**LMT**），左前下行枝近位部（**LAD**），左回旋枝（**LCX**）近位部に病変が存在する場合は，ロータブレーターの切削では不十分なことが多い。一方DCAは，近位部で，対象血管径が大きい偏心性病変（LMTやLAD近位部）に適応されるが，石灰化病変は不適合病変とされてきた。しかしながら筆者は，FLEXI-CUTの時代，丁寧に切削することで一部の石灰化には有効な切削が可能であることを経験している。さらに，木島らは，高回転DCAを使用することにより，石灰化の切削効率が向上したと報告している[1,2]。本項では，「石灰化病変に対するDCA」をテーマに，症例を交えて解説する。

DCAと石灰化

　FLEXI-CUTは，窒化チタンコーティングのステンレス鋼製カッターが毎分2,000rpmで回転しながら切削する。実験的にも石灰化病変の切削は可能であった。しかし，切削に時間がかかる（虚血時間がながくなる）こと，また切削途中にカッターの推進が困難になるケースをしばしば経験した。これを克服すべく，星総合病院臨床工学技士の添田氏らにより，高速回転DCAが開発された（**図1**）。詳細は，割愛するが，カッター回転数を約6,000rpmまで増幅することができ，石灰化に対する切削能が向上したと報告されている[1,2]。星総合病院の病理のデータによると，高回転DCAを施行した石灰化病変の68%に石灰化の切削が確認された（**図2**）。表在性石灰化に限れば，76%の病変で石灰化の切削が確認された（**図3**）。石灰化の分布としては，**全周の180°を超えるほうがDCAで切削しやすい**と報告されている[2]（**図2，3**）。

図1 高速回転DCAのバッテリー

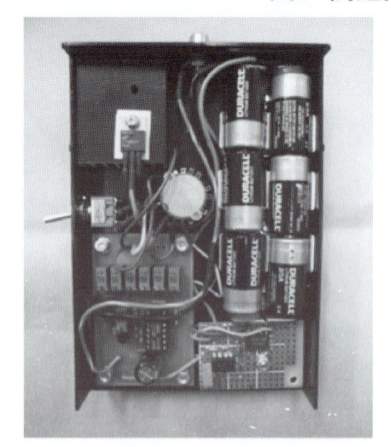

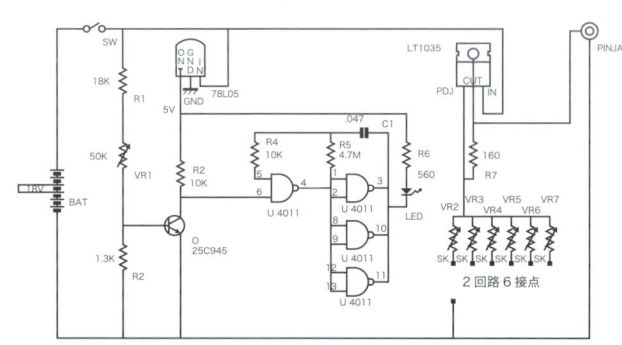

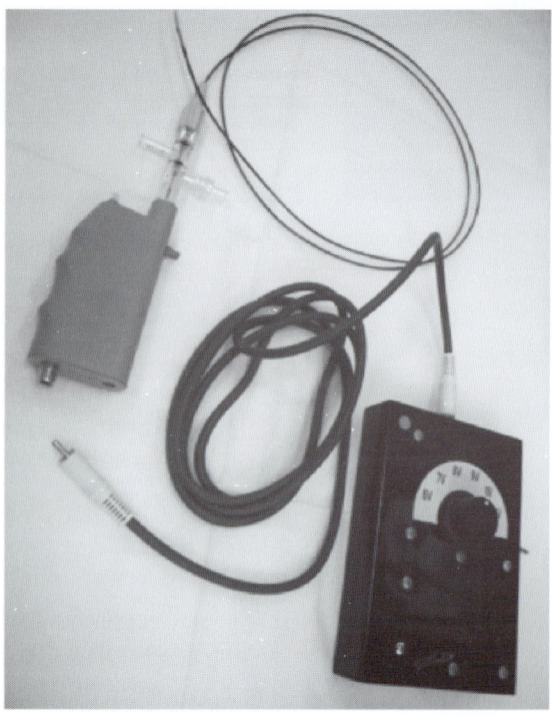

(星総合病院臨床工学技士 添田信之氏提供)

図2 高速回転DCAの成績（病理所見から）

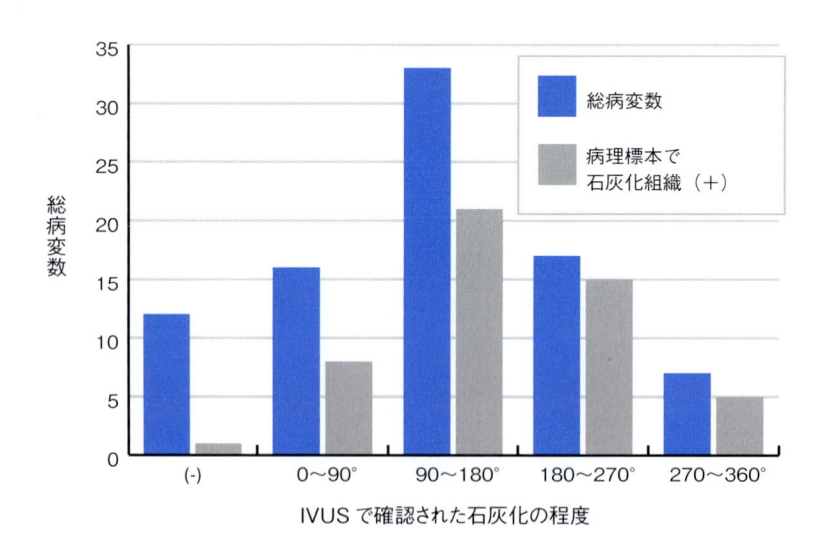

石灰化病変の68%で石灰化の切削が病理上確認された。
180°以下の石灰化は切削できない場合もある。

（石灰化病変に対するDCA. Coronary Intervention Vol.1, No.3, 2002より改変引用）

図3 高速回転DCAの成績（病理所見から）

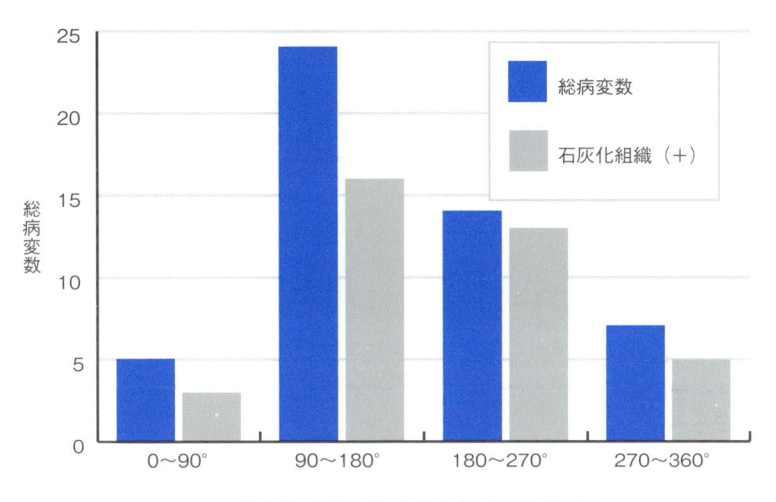

表在性石灰化に限れば，76％の病変で石灰化の切削が病理上確認された。

（石灰化病変に対するDCA. Coronary Intervention Vol.1, No. 3, 2002より改変引用）

Point

- 旧型のDCAにおいて，カッター回転数を約6,000rpmまで増幅することで石灰化組織に対する切削能の改善が見られたと報告されている。

新しいDCA：ATHEROCUT®

　機器が改良され，カッターをダイヤモンド様コーティング（diamond like carbon coating：**DLC**）に変更し，カッティング効率，耐摩耗性が向上している。**図4a**は，切削後でFLEXI-CUTのカッターのコーティングが損傷しているのに対し，**図4b**ではATHEROCUT®のカッターには損傷を生じていない。また，モータードライブユニット（motor drive unit：**MDU**）も大型化され，カッターの回転数はFLEXI-CUTの倍にあたる6,000rpm，トルク1.5倍に設定された。これにより，石灰化組織に対する切削能力は向上しているものと考えられる（**図4c**）。

図4　切削前後のカッターの比較

a：FLEXI-CUT

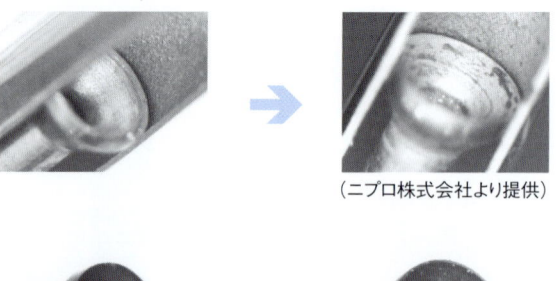

（ニプロ株式会社より提供）

b：ATHEROCUT®

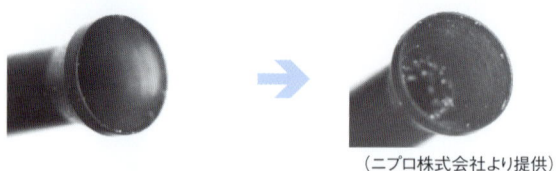

（ニプロ株式会社より提供）

c：超硬質石膏（ビッカーズ硬度：50）に対する切削実験

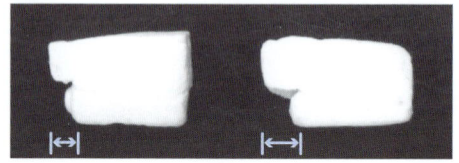

（ニプロ株式会社より提供）

> **Point**
> - ATHEROCUT®ではカッターのカッティング効率，耐摩耗性の改善，カッター回転数の増幅（6,000rpm）により石灰化組織に対する切削能の改善が期待されている。

石灰化病変に対するDCA適応の実際

　従来，高度石灰化は，DCA不適合病変と考えられてきたが，前述した星総合病院のデータや実験的データから，一部の石灰化は切削可能であろうと考える[1,2]。すなわち，デバイスが冠動脈内に導入でき，石灰化組織がウインドウに食い込めば切削可能と考える。

　しかし，DCAは構造上硬く，bulkyなデバイスであり，石灰化を伴う冠動脈内へ挿入するには困難さを伴う。また，DCAの先端にはノーズコーン部分があるため，病変部遠位の状態にも注意を要する。デバイス通過のため，病変部および病変遠位部に対して2.0〜2.5mm程度のバルーンで前拡張を要することも少なくない。なお，ATHEROCUT®では，従来のFLEXI-CUTと比して低プロファイル化を達成し，表面の親水性コーティングも見直された（ハウジングを除き，ノーズコーン部分を含む先端から300mm以外）。これにより，通過性の向上も期待される。

> **Point**
> ・ATHEROCUT®では，低プロファイル化，親水性コーティングの見直しがなされ，従来アクセス困難であった石灰化病変に対してもアクセスの改善が期待される。

IVUSからみた切削しやすい石灰化病変の特徴

① 浅在性か一部プラーク内に埋没する石灰化プラーク。**図5a**は，→に約90°の石灰化を伴うプラークを認める。**図5b**の切削開始部位には明らかな石灰化を認めず，**図5c**白点線矢印の方向に切削可能と考えられる。

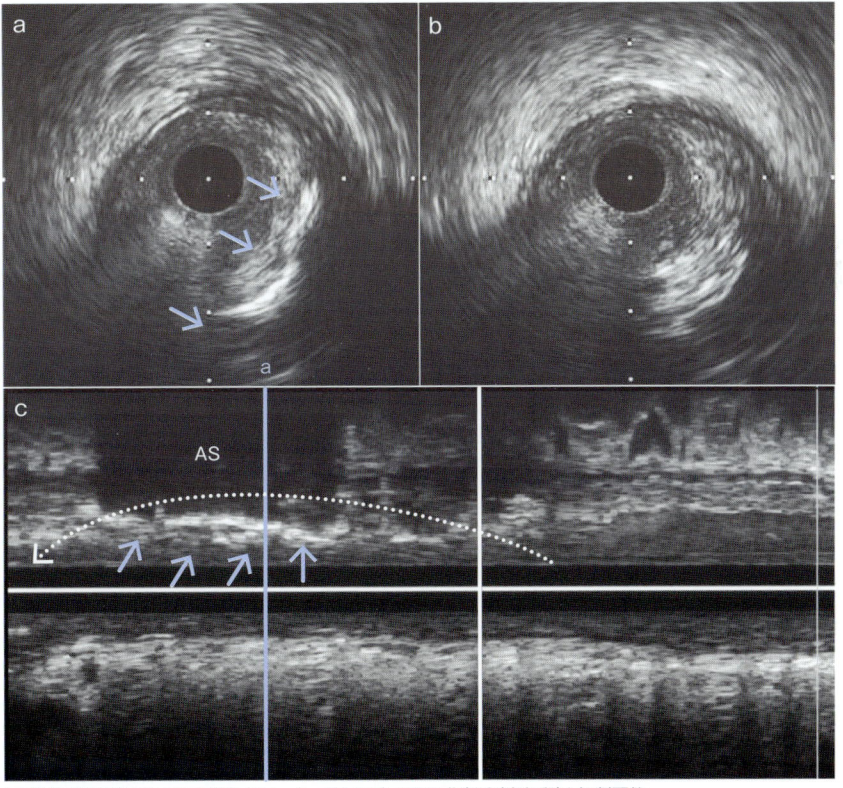

図5 浅在性か一部プラーク内に埋没する石灰化プラーク

bの部位で石灰化がなく，この部分からカッターが入ればaの石灰化部分（青矢印）も切削可能。
AS：acoustic shadow（アコースティックシャドウ）

図6 内腔に突出する石灰化プラーク

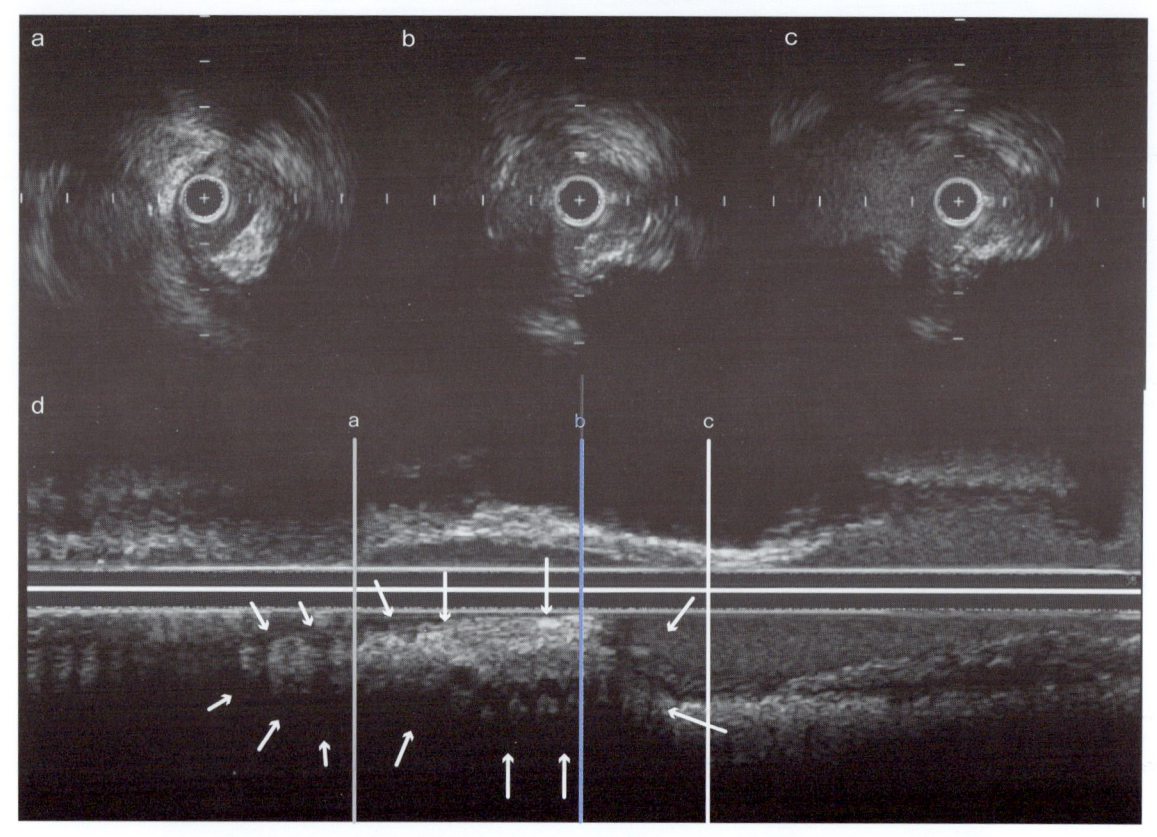

② 内腔に突出し同心円状ではない石灰化プラーク（**図6d** ⇨）。**図6a〜c**では，3〜6時方向に石灰化プラークを認め，**図6b，c**では，内腔に突出している。**図6d**のIVUS長軸像でも石灰化プラークが内腔に突出しているのがわかる。

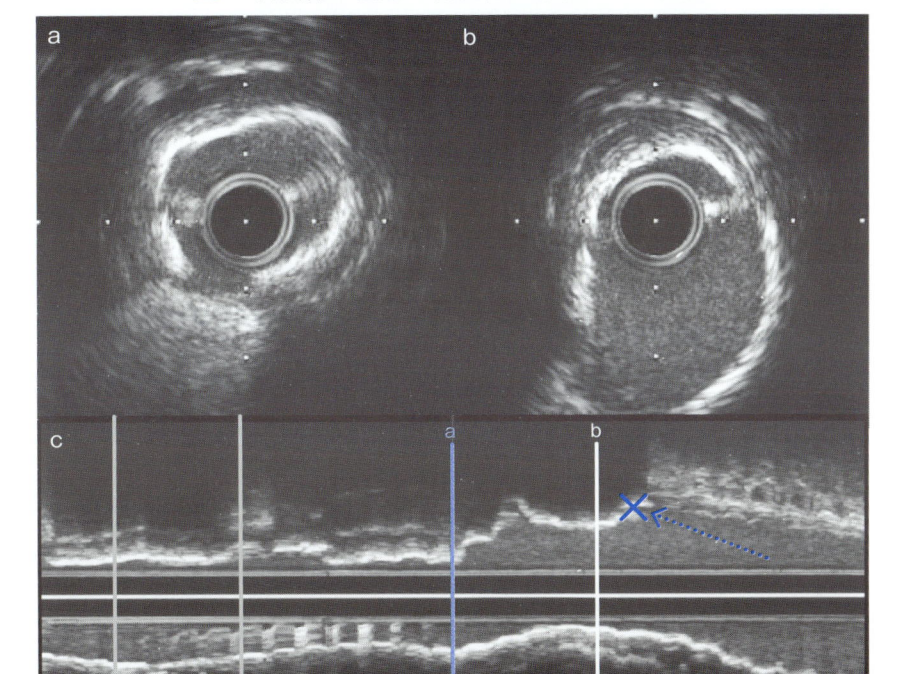

図7 病変部に連なる石灰化が存在しない病変

③ 病変部に連なる石灰化が存在しない場合も切削しやすい。**図7a〜c**では，全周の270°以上に同心円状の表在性石灰化を認め，長軸方向に長く連続している。切削開始部位（青点線矢印）からの切削は困難と考えられる。

④ 石灰化の分布では，全周の180°を超える石灰化のほうがより切削できる可能性が高いと報告されている[2]（**図2，3**）。

Point
- IVUS上切削可能と考えられる石灰化プラークの特徴を提示した。IVUS長軸像が参考になる。

石灰化へのDCAのエンドポイント

　バルーン拡張圧を上げても切削できなくなったときがエンドポイントである。徐々にバルーン拡張圧を上げて切削すると，石灰化は，血管壁に沿って同心円状（血管内腔に凹）に近づく。この形態では，ウインドウ内に石灰化が食い込むことができないため，切削は不可能になる。**図8a**，**b**は，内腔に突出する石灰化をDCAで切削した後のIVUS像である。8〜12時に同心円状の石灰化は残存するが，これ以上の切削ができなくなり，DCAのエンドポイントとした。

図8　LAD入口部病変に対するDCA後のIVUS

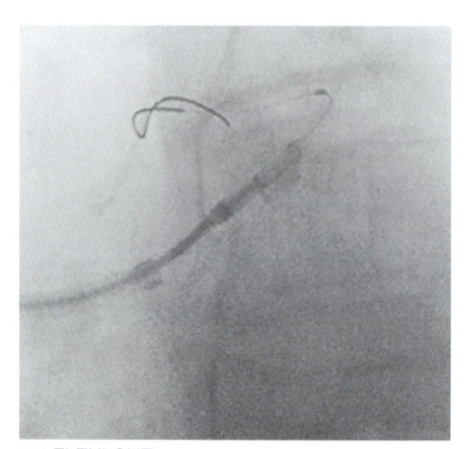

a：FLEXI-CUT

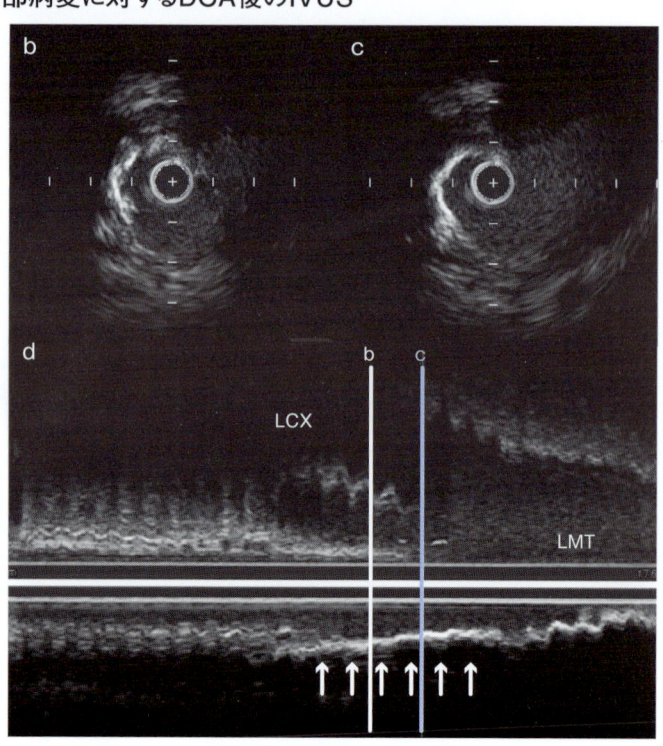

Point
- 石灰化へのDCAのエンドポイントは，バルーンの拡張圧を上げても切削ができなくなったときである。

石灰化切削時の注意点

　バルーンの拡張圧は，低圧（10～40psi）から切削を開始し，徐々にバルーンの拡張圧を上げることで，**石灰化を薄く切削するように心がける**。カッターが石灰化などの硬い組織にあたった場合，回転数が減弱するためMDUの回転音が低調音に変化する。回転音がそれ以上低調に変化しないように（過度に回転数が減少しないように），慎重にアドバンスコントロールレバーを押すことが大切である。

　石灰化病変に深くカッターが入った場合に，途中でカッターが進まなくなることをしばしば経験する。強くレバーを押して無理にカッターを走らせようとせず，**根気強く，持続的にレバーを押し続けることが肝要である**。その際，回転数を過度に低下させないよう，MDUの音の変化に注意する必要がある。それでもカッターが進まない場合は，バルーンの拡張圧を徐々に減圧して（eg. 40→30→20→10→0psi）カッターを走らせるように試みる（**図9**）。

図9　カッターが進まなくなった場合の対処法

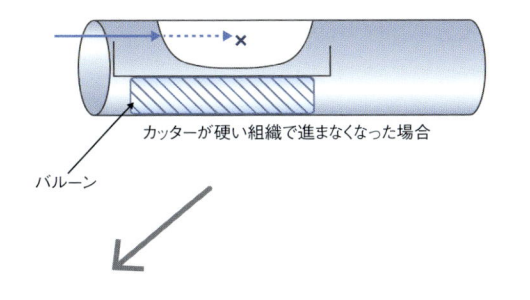

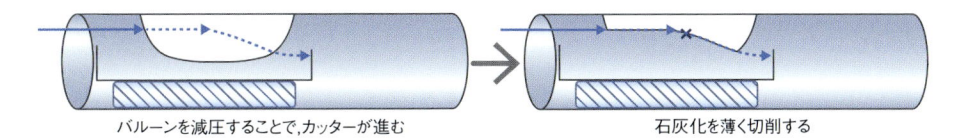

カッターが硬い組織で進まなくなった場合
バルーン

バルーンを減圧することで，カッターが進む　　石灰化を薄く切削する

　減圧することで，最後までカッターが走りやすくなる。まったくカッターが進まない場合，カッターを引き戻す必要がある。カッターを引き戻しても石灰化が最後まで切削されずにウインドウに食い込んでいるため，カテーテル抜去困難になる場合がある。この場合は，カテーテルをいったん押して，さらに回転操作を加えることで抜去できることが多い[2]。

> **Point**
> - 石灰化切削時の注意点として,
>   ① 低圧から開始し,石灰化を薄く切削すること
>   ② カッターの推進が止まっても根気強く,ゆっくりとレバーを押すこと
>   ③ ②でも推進しない場合はバルーンの減圧を行うこと
> であり,MDUの回転音の変化にも注意が必要.

症例提示

症例1 LAD近位部のびまん性狭窄

冠動脈造影では,LAD近位部に75%のびまん性狭窄を認めた(**図10**).

図10 コントロール造影

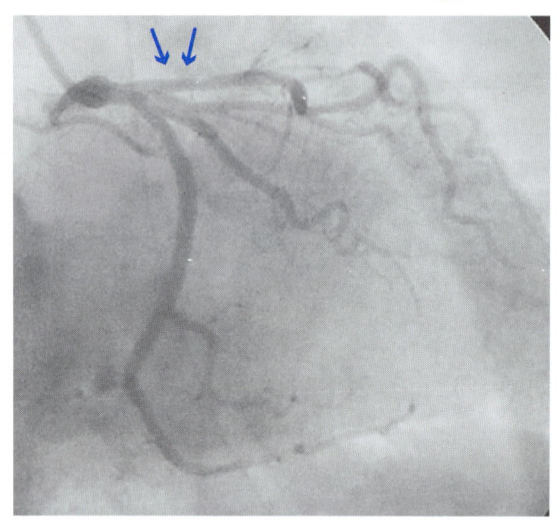

a:RAO30°,CAU30°

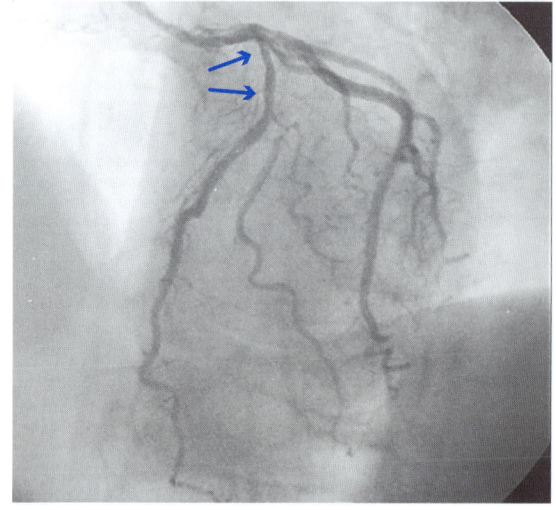

b:LAO30°,CRA30°

　IVUSでは,病変部にはソフトプラークを全周性に認め,LAD#6-LMTにかけて内腔に突出した約90°の石灰化プラークを認めた(**図6a〜c**).**図6b**では,3〜6時の石灰化プラークが内腔に突出しており,内腔面積は,1.95mm^{2}であった.**図6d**のIVUS長軸像では,矢印の部分に内腔に突出する石灰化プラークが確認できる.

症例1における治療戦略

　IVUSでは，LCX対側に石灰化プラークを認めており，LMTまで連続している（**図6d**矢印）。LAD〜LMTまでのクロスオーバーでステント留置が必要と考えたが，カリーナシフトによるLCX入口部への損傷が生じやすいと予測されるプラーク形態であり，突出した石灰化プラークをDCAで切削することで，カリーナシフトによるLCX入口部への損傷を避け，LAD入口部へステント留置を行うためのプラットフォームを作ることとした。

　FLEXI-CUTで切削を開始した。30psiでLCX対側を切削中，カッターが途中で進まなくなってしまった。カッター回転数が落ちMDUの回転音が低調になったが，根気強くレバーを持続的に押し，カッターの推進を試みた。しかしどうしても進まないため，バルーンの拡張圧を20→10→0psiと徐々に減圧することでカッターが最後まで進んだ（**図8a**）。4クール，18回の切削後のIVUSでは，内腔に突出した石灰化プラークは同心円状に変化し（**図8d**矢印），5.2mm^{2}の内腔を獲得したため（**図8b，c**），これ以上の切削は困難と考え，DCAのエンドポイントとした。

　LAD入口部にCypher®3.0×23mmを留置し，内腔面積で5.7mmsqと良好な拡張を得ることができた（**図11**）。

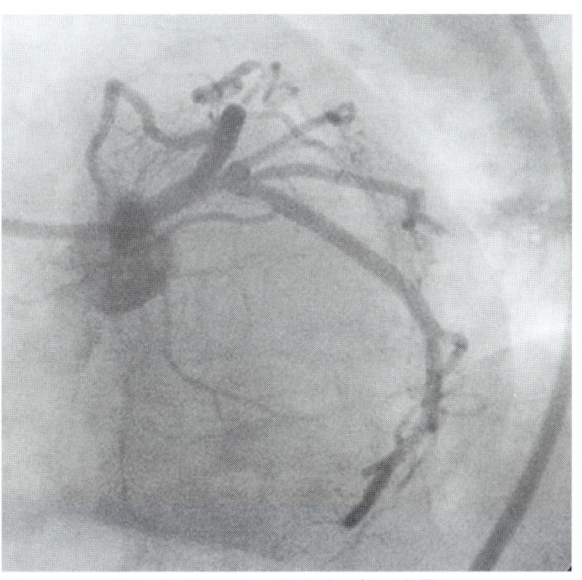

図11　最終造影

LAO30°,CAU30°Cypher®3.0/23mmをLAD入口部から留置。

図12 ATHEROCUT®を使用したDCA症例

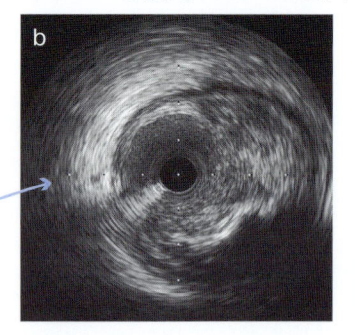

a：コントロール造影

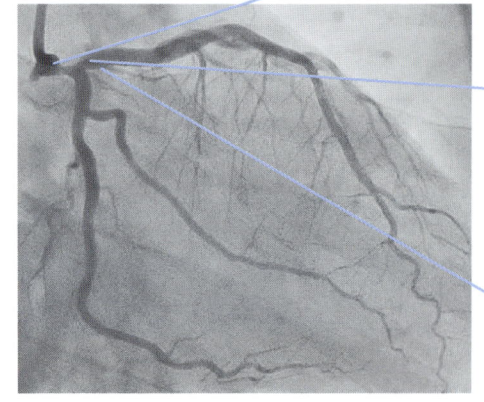

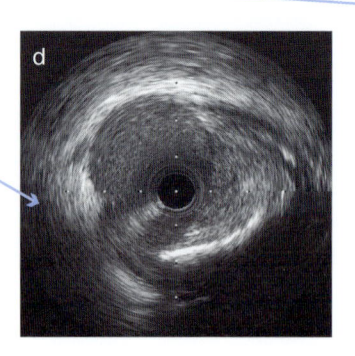

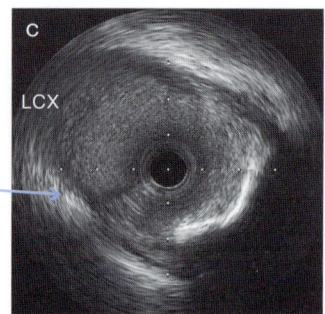

LMT distal 75％。IVUS：LAD入口部からLMT末梢部にかけて，内部に90°板状石灰化を伴うmixed plaque。

症例2　LMT末梢病変

　40歳代男性のLMT末梢病変。ADATARA Live Demonstration2015において，星総合病院の木島先生によりATHEROCUT®を使用して施行された症例である（木島先生のご厚意により掲載）。**図12a**は，RAOCAUである。

　LMT distalに75％狭窄を認める。IVUSでは，LAD入口部から連続する偏心性のプラークであり，内部に板状の石灰化を認めた（**図12b 〜 d**）。ATHEROCUT®で3 〜 4atm，5クール20回の切削を心外膜側を中心に行った（**図13a**）。造影上は良好に開大され（**図11b**），IVUSでは，線維性部分を含めて石灰化も切削されている（**図13c 〜 e**）。カッターが石灰化を切削中，レバーの進みが悪くなり，根気強くレバーを押すことで，カッターの推進が得られた。内腔面積は，4.59mm^2→10.50 mm^{2}とDCAのみで十分な内腔が得られた（**図14**）。4.0×20mmのDCBで低圧拡張を行い終了した（**図13b**）。

図13 DCA後のIVUS

ATHEROCUT®で,最大4atmで切削。5クール20回施行。

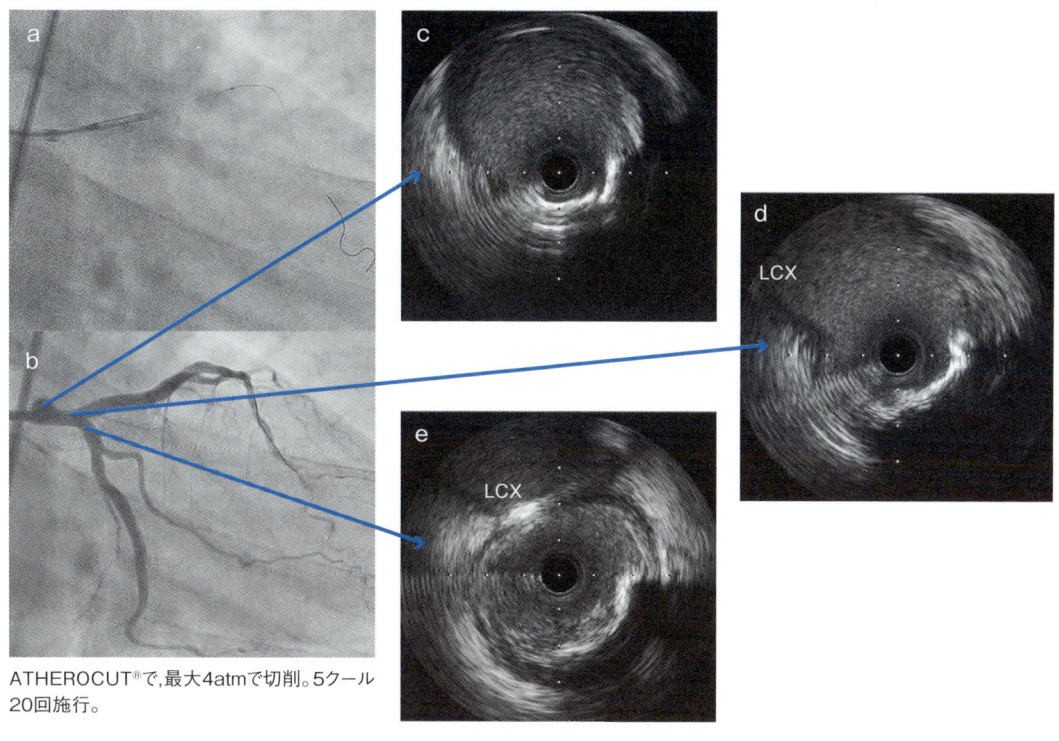

図14 DCA前後でのIVUS比較

近位部 ←――――――――――→ 末梢部

DCA前

DCA後

Point

- LMTからのLADに連続し，石灰化を含む病変に対して，DCAを使用することで複雑なステント留置やカリーナシフトによる側技損傷を回避できた2症例を提示した。

今後の展望

　ATHEROCUT®が発売され，DCAによるデバルキングが再びオプションに加わった意義は大きい。石灰化病変に対する切削効率が向上していると考えられ，より適応病変も広がるものと思われる。

　DES全盛の現在，適正なステント留置が行われればイベントを回避できる可能性が高い。この意味からも，必ずしもDCA単独治療を目指す必要はなく，ステント留置の前処置，lesion modification deviceとしてもDCAが，大きな役割を担っていくものと考えられる。

　FLEXI-CUTの使用経験をもとに，「石灰化病変に対するDCA」に関して症例を交えて概説した。今後は，ATHEROCUT®の経験を積み重ね，知見を集積していくことが必要である。

謝辞

　本項執筆にあたり，貴重な症例および臨床データを惜しみなく提供していただいた星総合病院院長 木島幹博先生，臨床工学技士 添田信之先生に厚く感謝する。

文献
1) Kijima M, et al：Develop of High Speed Directional Coronary Atherectomy：Preliminary Clinical Application. Jpn J Interv Cardiol 14：148-152, 1999.
2) 石灰化病変に対するDCA．Coronary Intervention Vol.1, No.3, メディアルファ, 東京, 2002.

IV

_____

トラブル
シューティング

IV トラブルシューティング

1 DCAが入らないときの挿入のコツ

小澤典行　大和徳洲会病院

> DCAデバイスの病変へのデリバリーの困難さはガイディングの選択と入口部での固定方向の修正で改善されることがある。また，デバイスをねじ込むように病変に挿入する方法が有効であり，1カット以降のデリバリーに苦労することは少ない。安全かつ迅速な最初のカットのためにはIVUSと造影所見の3次元的理解が重要となる。

DCA治療成績と手技を行う際の心構え

DCAによる治療は，冠動脈に異物を一時的でも恒久的でも残さない点が魅力であり，ベアメタルステント（bare metal stent：**BMS**）や薬剤溶出ステント（drug eluting stent：**DES**）によるインターベンションとまったく異なるコンセプトに位置していた。もちろんデバルキング＋ステント留置といった治療戦略も多く実施されたが，私個人としてはDCA単独の治療を心がけていた。その理由は，前述した異物を残さないことを，一時的でもステントを残す生体吸収性ステントより進んだ治療と考えていたからである。

手技の成績

以前発表した結果を示すと，DCA単独またはDCA＋経皮的古典的バルーン血管形成（percutaneous old balloon angioplasty：**POBA**）施行例の再狭窄率は残存プラーク率35％以下では16.8％，35％以上50％未満では18.6％であった。このうち対象血管径3.5mm以上群では再狭窄を認めず，3.5mm未満群では25.7％であった[1]。**再狭窄に関しては，DCA単独の治療でもDESには劣るがBMSより低い成績といえる**。この成績は，右冠動脈末梢の#4AVや左回旋枝の#14まで施行したものも含まれている点を加味すれば，十分満足のできる結果であった。しかし，この成績を得るためにはデバルキング後の残存プラークを最小限にしなければならず，デバイスに不慣れな術者にはトレーニングが必要となってくる。

術者のスキル向上を目指すために

以前のFLEXI-CUTが，一般的な冠動脈インターベンション治療デバイスとして市民権を得られなかった理由は，系統だったトレーニングの機会を得ること

ができなかったことや，デバルキングの方法を正しく解説する聖書が少なかったことが原因と考えられる。このため新しいDCAデバイスのリリース前から専門の雑誌が出版されることは，このデバイスの普及に大きな影響を与えることができると確信している。さらに，術者のスキルが上がることにより左主幹部や近位部病変のみの治療に終わらず，遠位部や分岐角度の強い回旋枝までデバルキングできるようになることに期待が持てるであろう。

Point

- DCA単独の治療でも十分満足できる治療成績が得られる。
- DCAの上達のためには系統立ったトレーニングが不可欠である。

DCAを安全に行うためのステップとデバイス挿入のコツ

　DCAを安全により効果的に行うためのステップを解説する。DCAを始めようとする術者はまず，IVUSと造影所見から切除方向の解剖学的位置関係を把握しなければならない。

　ステントの場合，分枝とストラットの方向を確かめながら留置する術者はいないであろう。日頃，術者がIVUSで重要視しているのはプラークの血管長軸方向の広がりと枝との位置関係である。なぜならば，ステントの場合，最終的には健常部位も含めた血管全周への治療介入となるからである。

　一方，DCAでは血管短軸方向におけるプラークと枝の位置関係把握が重要となってくる。さらには短軸方向のIVUS所見と造影所見の立体構築ができなければ，安全なデバルキングは不可能である。基本の詳細記述は他項に譲るが，最低限理解してほしい点のみ図に示す（**図1〜7**）。

図1 左前下行枝（LAD）／左冠動脈主幹部（LMT）に対するIVUSアプローチ
IVUS approach for LAD/LMT

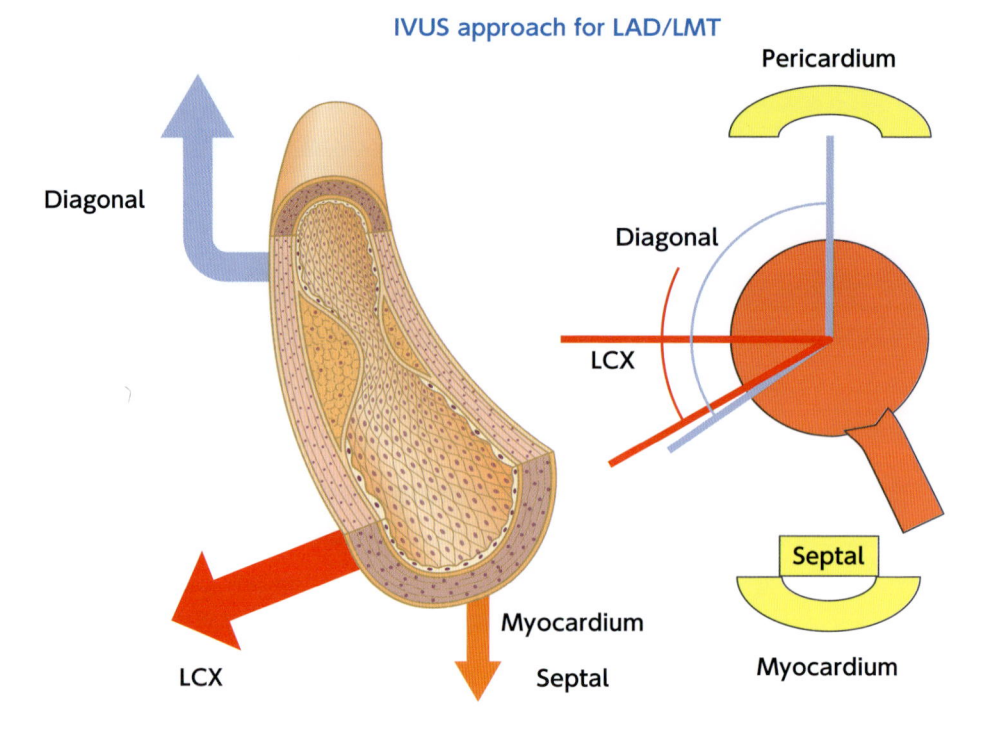

図2 左冠動脈主幹部（LMT）と左前下行枝（LAD）proximalに対する基本的な撮影方向①

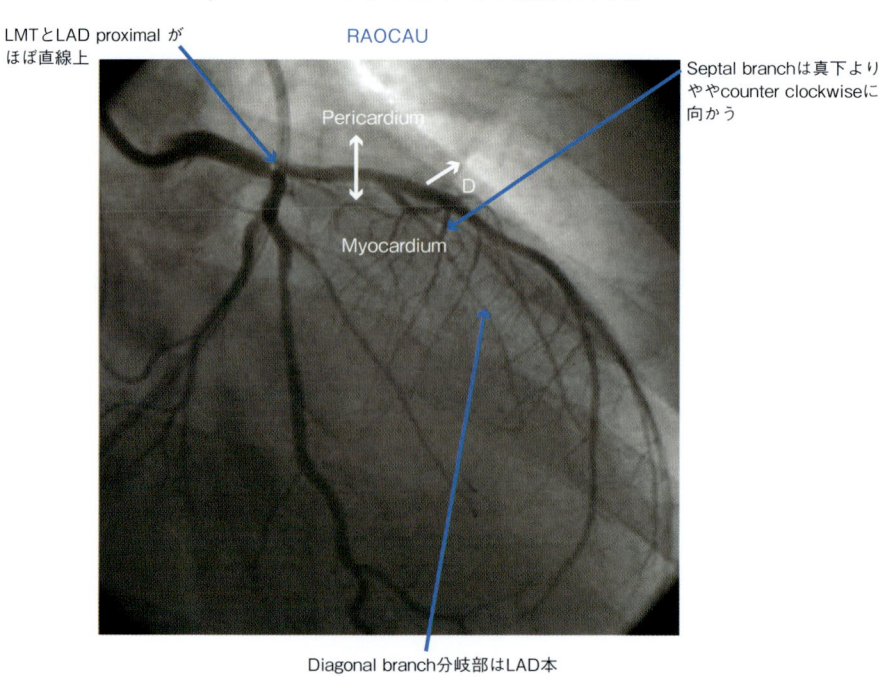

RAOCAU

LMTとLAD proximal がほぼ直線上

Septal branchは真下よりややcounter clockwiseに向かう

Diagonal branch分岐部はLAD本幹と重なりSeptal branchからclockwise90°方向にあたる

図3 左回旋枝（LCX）に対するIVUSアプローチ
IVUS approach for LCX

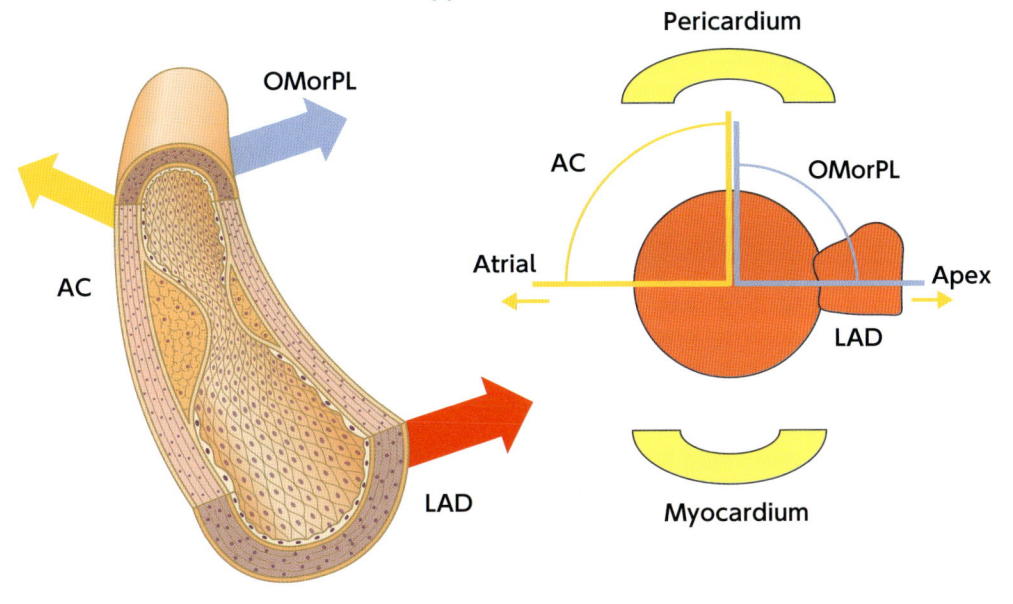

図4 左回旋枝（LCX）に対する基本的な撮影方向①
RAOCAU

AC

LAD, OM, PL方向から clockwise90°方向が Myocardiumでcounterclockwise90°はPericardium

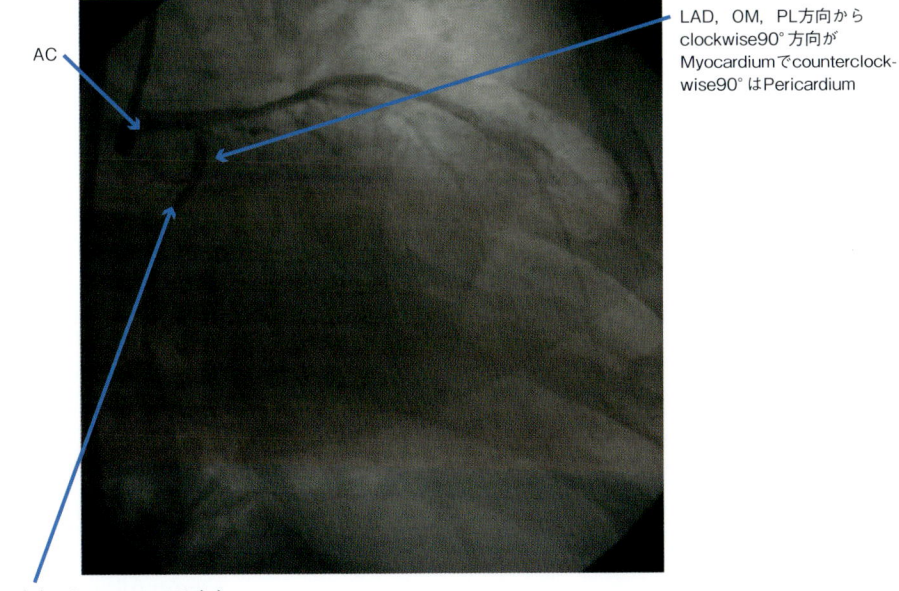

AC方向からclockwise90°方向がPericardiumでcounter clockwise90°はMyocardium

IV トラブルシューティング

図5 左回旋枝(LCX)に対する基本的な撮影方向②

Spider

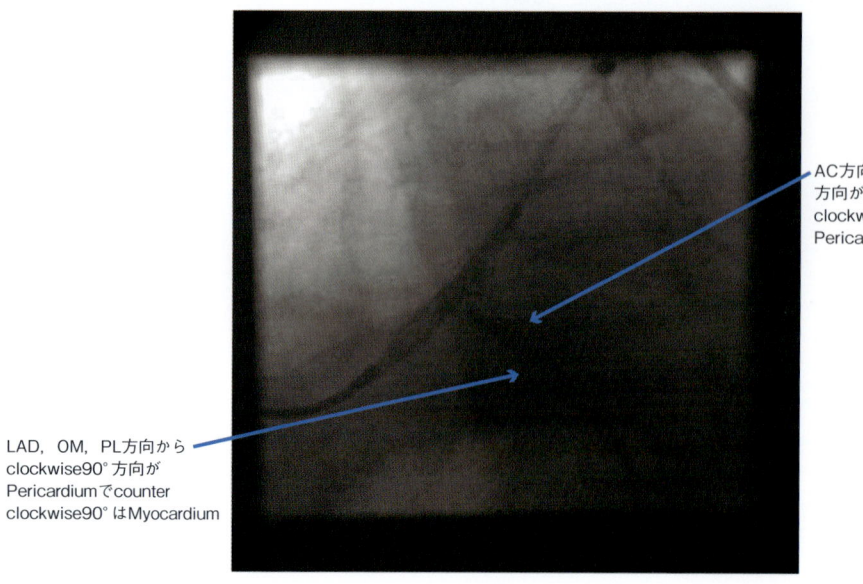

AC方向からclockwise90°方向がMyocardiumでcounter clockwise90°はPericardium

LAD, OM, PL方向からclockwise90°方向がPericardiumでcounter clockwise90°はMyocardium

図6 右冠動脈(RCA)に対するIVUSアプローチ

IVUS approach for RCA

SN
Pericardium
RV branch
Pericardium
Myocardium
RV
SN
LAO60°
Myocardium

図7 右冠動脈(RCA)に対する基本的な撮影方向①

LAO 60°

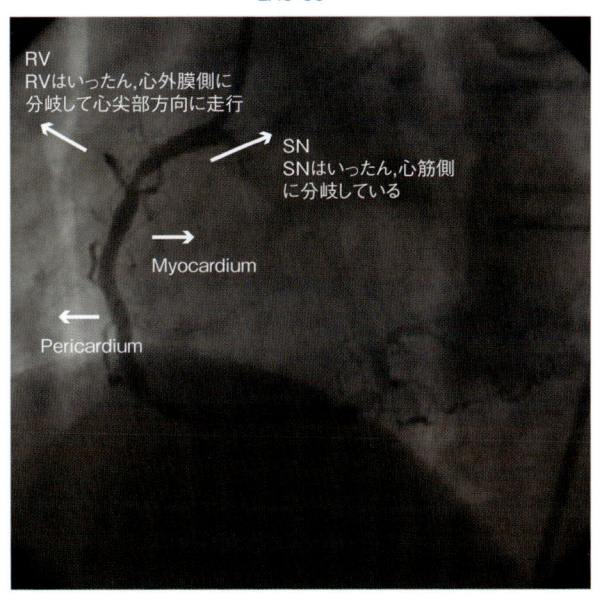

（RV：RVはいったん，心外膜側に分岐して心尖部方向に走行／SN：SNはいったん，心筋側に分岐している／Myocardium／Pericardium）

表1 ハウジングを病変にデリバリーするためのポイント

① ガイディングカテーテルを co-axial に向ける
② LCX，RCAの場合は，ガイドカテーテルを少し引き上げるとデリバリーしやすいことがある
③ DCA をローテーションしながらねじ込む
④ どうしてもデリバリー不可能な場合は，1.5mm か 2.0mm のバルーンで predilatation
⑤ ハウジングのdistalが病変の一部に入れば，病変proximal から徐々にデバルキング
⑥ 病変部よりproximalの石灰化が障害になる場合は，障害部位のみロータブレーターを施行

第1段階

　DCAデバイスに慣れるための第1段階としては，中膜までのディープカットや穿孔を極力避けて安全性を高めることが重要である。デバイスデリバリーの容易さを考えれば，前下行枝近位部のステント内再狭窄をターゲットにするとよい。ウインドウがステント内であれば万が一，デバルキングの方向がずれても安全だからである。この場合でも，デバイスがステントエッジに引っかかることがあるので，ステントの構造を壊すまでの無理な挿入は避けるべきである。

IV トラブルシューティング

数回の出し入れやウインドウの方向を変えることによりデバイスを進めることができることがある。

第2段階

　第2段階でのトレーニングは前下行枝近位部の病変で，プラークが心筋側に偏在している症例がよいと考えられる．なぜならば，ディープカットによる穿孔が生じても，心筋により心タンポナーデなど患者が急変する事態の可能性が低いためである．**筆者の経験では，穿孔を起こした症例はすべて前下行枝の心外膜側へのデバルキングで，中間部位以遠のカーブしている病変の治療には特に注意が必要である印象を持つ．**

第3段階

　第3段階では，左主幹部や右冠動脈が選択されるが，血管径が太く，バルーンによるウインドウの圧着が不十分な場合がある．以前は最大で200psiでのデバルキングを行っていたが，許容範囲内のバルーン圧でデバルキング後にステントを留置したほうが無難かもしれない．プラークが柔らかい場合は，右冠動脈の屈曲が比較的強くてもデバイスデリバリーは比較的容易なことがあるが，サポートワイヤーである程度屈曲が補正されていることで確認できる．

　注意しなければならないことは，ワイヤーで伸ばされた血管はアコーディオン現象を伴うことが多く，病変血管の長軸方向が過剰にデバルキングされていないかをIVUSと造影で十分確認することである．場合によっては，通常のワイヤーに交換してIVUSを施行したほうがよい．

　また，右冠動脈入口部はステントでも再狭窄の頻度が高い部位であり，DCAのよい適応であるが，同部位の穿孔は重篤になる可能性が高いため石灰化などが強いときは治療選択の変更を考えたほうがよいかもしれない．

第4段階

　第4段階では回旋枝の治療を行うようにする．回旋枝を第4段階にしたのはデバイスのデリバリーに苦労することが多く，解剖学的な把握が難しいこと，さらには回旋枝入口部での穿孔の場合，処置が複雑で致命的な合併症になるからである．

　さて，以前から知られているがDCAデバイスは病変までのデリバリーが困難なことが多く，デリバリー性能が向上したFLEXI-CUTでさえ四苦八苦しているうちにST上昇を伴う胸痛が出現し，手技継続を諦めた経験をもった術者は多くいると思う．筆者の経験上では，ほとんどの症例でデバイスデリバリーに成功している．**基本はステントデリバリー困難症例でも同じであるが，ガイドカテーテルをco-axialにすることである．**

　また，DCAデバイス自体がデリバリーしにくいため入口部から外れることが

多いことから，柔らかく粘りのあるガイドカテーテルを選択するとよい。当時はBoston Scientific 社製の8Fr Mach1™を使用していた。バックアップの強い固めのものでは，デバイスをガイディングから出す時点で苦労することがある。そのため，バックアップはガイディングの硬さに頼らず形を重視するべきである。デリバリーのポイントは**表1**にまとめたが，デリバリーしにくい病変では**デバイスを単純に血管内に押していくのではなく，ねじ込むように進めることがポイントである。**

以前のデバイスでは，ノーズコーンは太く非常に柔らかかったため，多少の無理な押す力がかかっても血管の損傷を起こすことはなかった。新しいデバイスではこの点が未知数である。**ここで重要なことは胸痛が起きても，低圧でも1カットできればデバイスとバルーンによるドッター効果により2回目以降のデバルキング時の胸痛頻度やST上昇は比較的軽減される場合が多いので焦らずに手技を行うことである。**できれば，心筋側プラークを1カットしておくとよい。また，デバイスをねじ込んだ場合，トルクが遅れて伝わることがあるのでデバルキングに入る前にはウインドウが目的の方向に安定して向いているかの確認が重要である。

第5段階

第5段階は回旋枝入口部に石灰化がある症例や回旋枝の分岐角度が大きい症例で，かなり高度なテクニックと経験が必要なアプローチである。以前は，これらの症例に対してαループテクニック（**図8，9**）を使用していた。FLEXI-CUTのノーズコーンの一部を左回旋枝に挿入し，デバイスを強く押し付けることによりα状のループを形成する方法で，硬いFLEXI-CUTのウインドウの挿入角度が変化することと，大動脈を利用した強いバックアップが得られることを利用したもので非常に効果的なテクニックであった。この状態でウインドウの方向を変えられるのかを不安に思う術者が多いと思うが，多少の時間はかかってもゆっくりとトルクは伝わり，適切な方向を向いてくれる。ただし，トルクを伝える回転はできる限りゆっくりと，小さな角度で行わなければ，実際のデバルキング時に遅れてきたトルクによりウインドウが予想外の方向に向くことがあるので注意を要する。一見，無謀そうなこの方法はあくまでもノーズコーン部分が柔らかいため血管の損傷の可能性は低いからできた方法であり，新しいデバイスでも同様に行えるかはわからない。少なくとも試作品の段階では行わないほうが無難であると感じた。

図8 αループテクニックを用いて治療した症例①

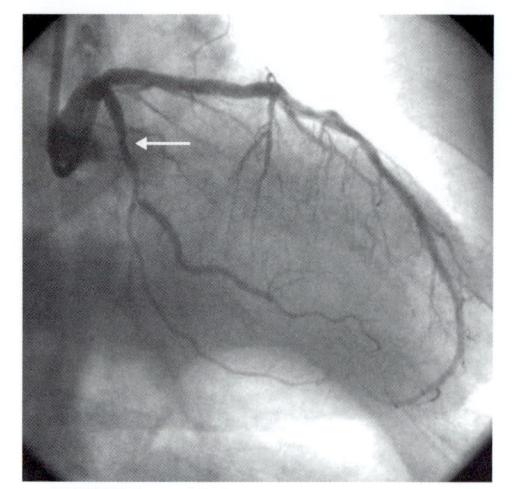

a：PCI前RAO caudal view
（⇐：回旋枝中間部の病変）

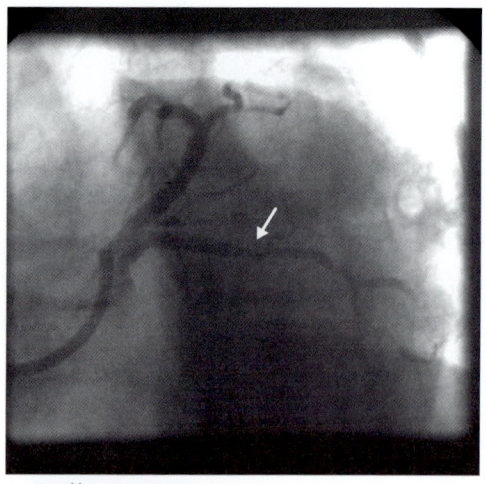

b：PCI前spider view
（⇐：回旋枝中間部の病変）

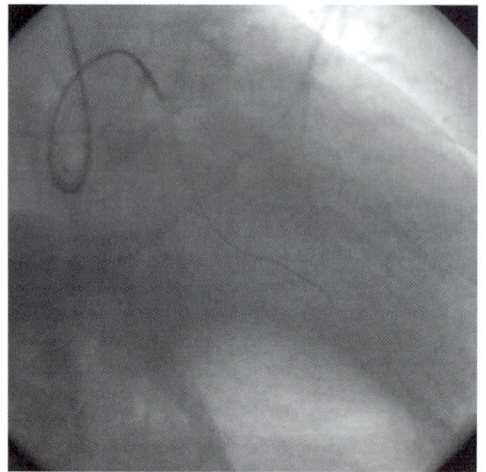

c：FLEXI-CUTを用いたαループテクニック

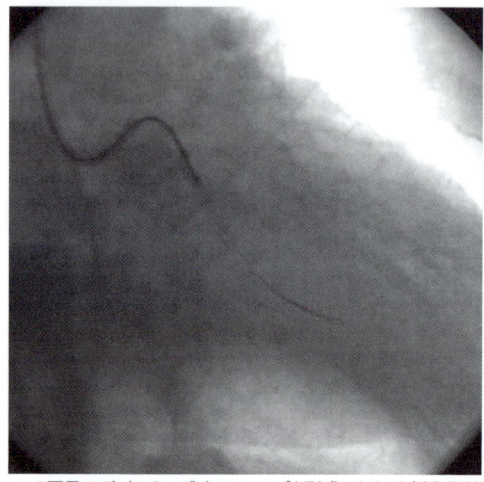

d：2回目のデバルキング時はαループを形成しなくても挿入可能

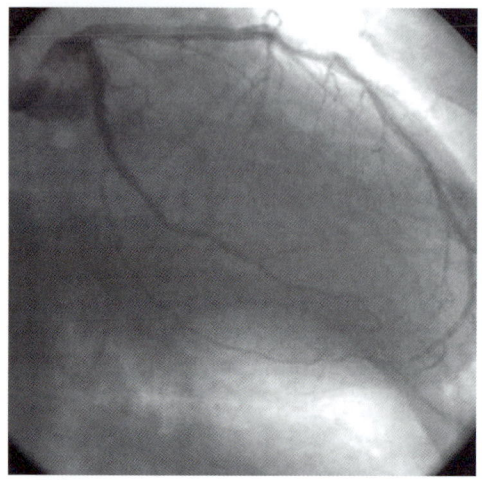

e：最終 RAO caudal view造影

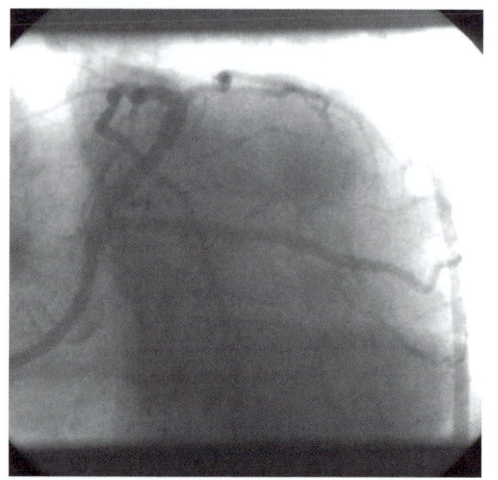

f：最終spider view造影

図9 αループテクニックを用いて治療した症例②

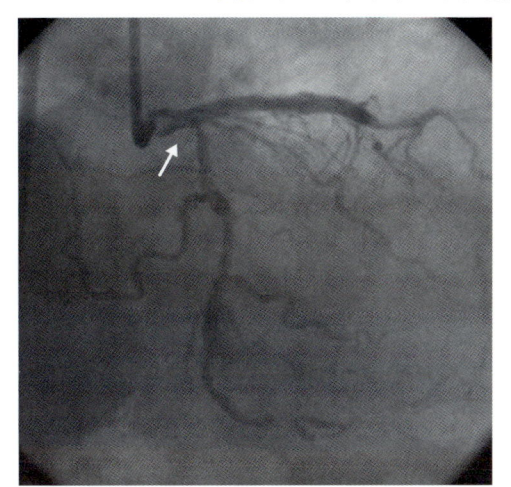

a：PCI前RAO caudal view
（⇐：回旋枝入口部の病変）

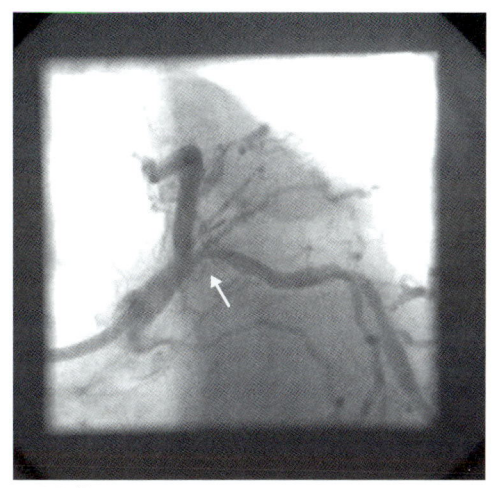

b：PCI前spider view
（⇐：回旋枝入口部の病変）

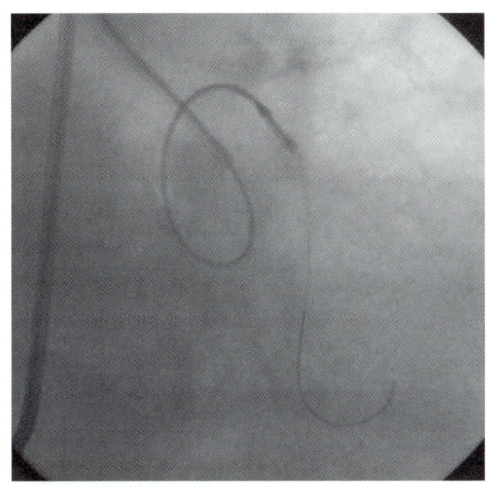

c：FLEXI-CUTを用いたαループテクニック

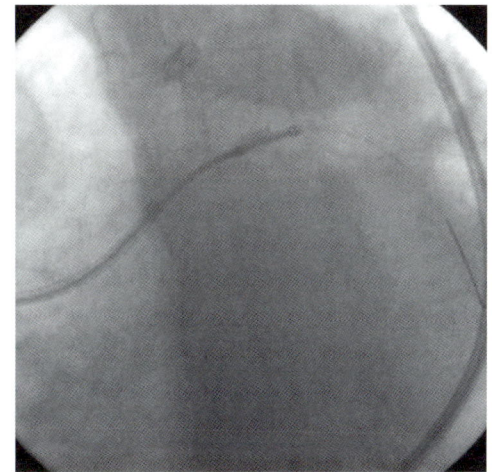

d：2回目のデバルキング時はαループを形成しなくても挿入可能

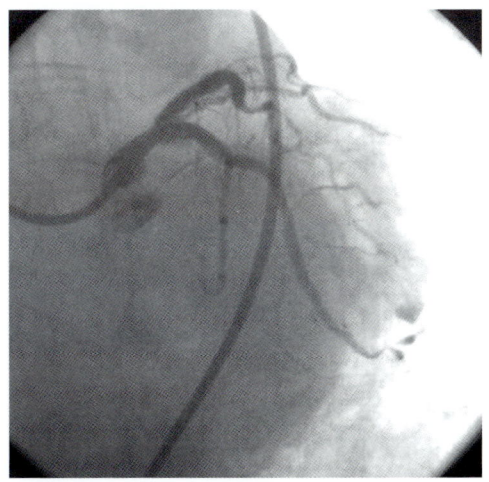

e：最終RAO caudal view造影

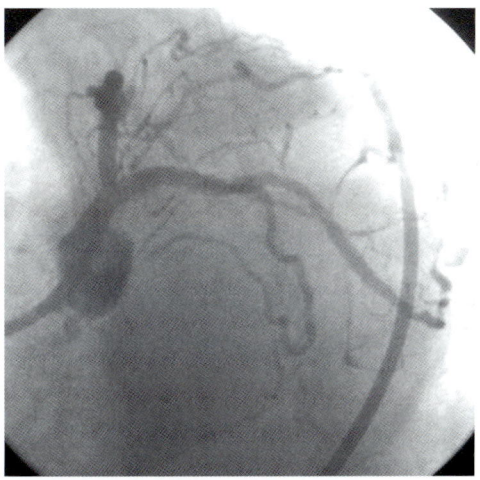

f：最終spider view造影

最終テクニック紹介

　最後に賛否両論が出ると思われるテクニックを紹介する。デバルキング施行症例のなかにはディープカットから冠動脈瘤を生じてしまうことがあったが，これらの症例に再狭窄がなく，また一定以上の拡大や破裂も認めなかった（**図10**）。さらにはGarratt NKらはDCA後6カ月の再狭窄率をresectionの深さで検討したが，intimaまで42％，mediaまででは50％，adventitiaまでで63％であったと報告し[3]，subintimaまでresectionを施行した群において若干再狭窄率が高い傾向を示したのみであった。一方，Holmes DRらがまとめたCAVEAT I & II の結果では，native coronary lesionsに対するintimaまでのresectionは6カ月後の再狭窄率は50.8％で，subintimaまでのresectionを施行した場合の51.2％と差がなく，vein graftの場合のみ再狭窄率はそれぞれ40.4％と57.1％と有意差はないもののsubintimaまでのresection群が劣る結果が報告されている[4]。Kuntzらもdeep wall excisionは再狭窄率に影響しないと報告した[5]。つまり，穿孔しないまでのディープカットが再狭窄に影響しないのであれば，平滑筋細胞まで積極的にデバルキングをしてしまえば再狭窄がなくなるのではないかと考えた。DCA治療後再狭窄を繰り返す症例のなかで，積極的デバルキングが比較的安全に行える心筋側にプラークが偏在している症例に故意にディープカットを施行したが，その後の再狭窄は認めなくなった。この方法はいささか強引であるが，今後検証してみる価値はありそうである。

図10 DCA施行後に冠動脈瘤を発症した症例

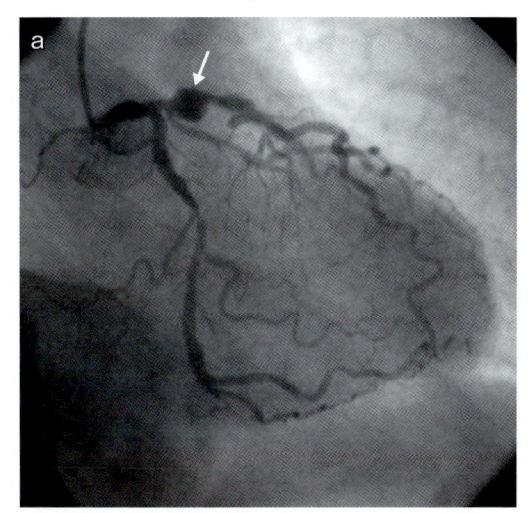

a

前下行枝近位部の冠動脈瘤

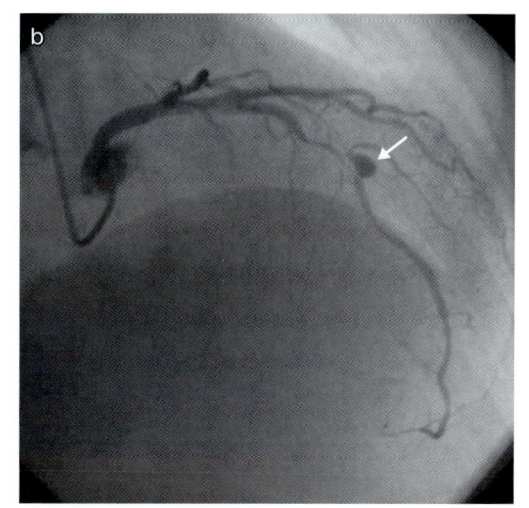

b

前下行枝中間部の冠動脈瘤

c

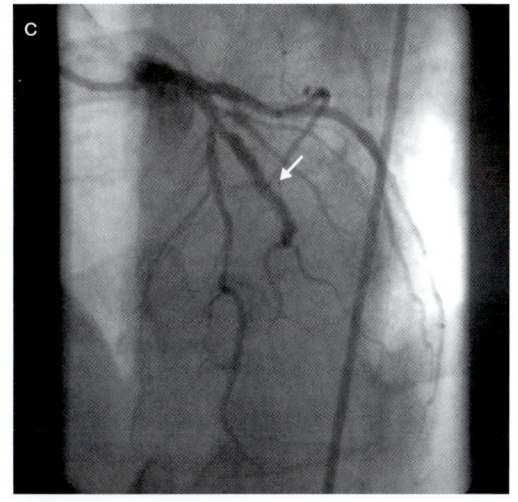

対角枝に生じた冠動脈瘤

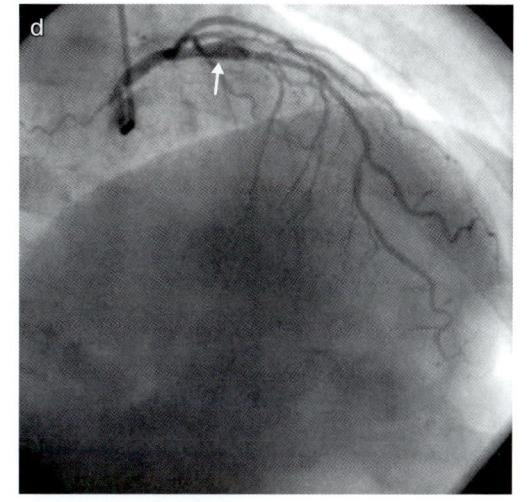

d

前下行枝近位部の冠動脈瘤

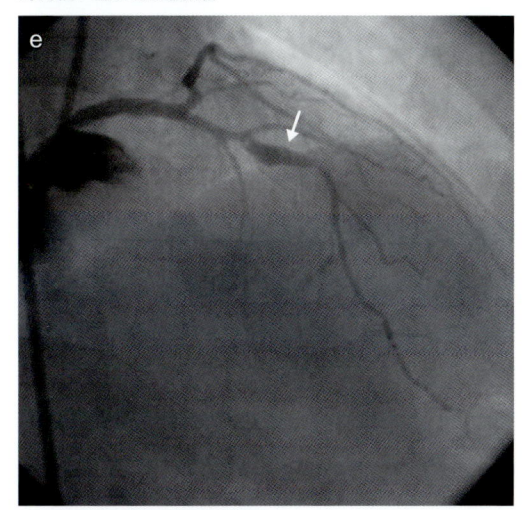

e

前下行枝中間部の冠動脈瘤

f

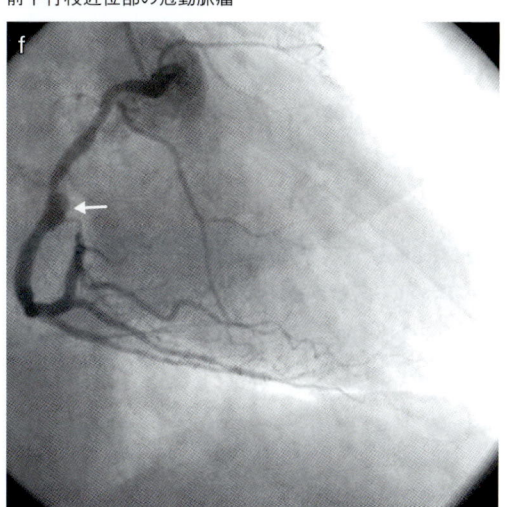

右冠動脈中間部の冠動脈瘤

筆者の記事が，これからDCAによるデバルキングを始めようとする術者のお役に少しでも立てば幸いである。

Point

- DCAの挿入のコツはガイディングの選択と入口部での固定方向の修正。
- IVUSと造影所見の3次元的理解は上達の基本であるが，挿入困難時の創意工夫の助けとなる。

文献
1) 小澤典行，篠崎雅人，佐藤敏彦，宮内尊徳：Directional Coronary Atherectomy（DCA）によるSuper Aggressive デバルキングと報告されてきた薬剤溶出ステントの成績比較：Jpn J Interv Cardiol 20：339-406，2005.
2) 小澤典行，篠崎雅人，佐藤敏彦，宮内尊徳：左回旋枝病変に対するDCA（Directional Coronary Atherectomy）を用いた新しいテクニック－αループテクニック－：Jpn J Interv Cardiol 21：243-247，2006.
3) Grratt KN, Holmes DR Jr, Bell MR, et al：Restenosis after directional coronary atherectomy：differences between primary atheromatous and restenosis lesions and influence of subinitimal tissue resection. J Am Coll Cardiol 16：1665-1671, 1990.
4) Kuntz RD, Hinohara T, Safian RD, et al：Restenosis after directional coronary atherectomy. Effects of luminal diameter and deep wall excision. Circulation 86：1394-1399, 1992.
5) Holmes DR Jr, Garratt KN, Inser JM, et al：Effect of Subintimal Resection on Initial Outcome and Restenosis for native coronary lesins and saphenous vein graft disease treated by directional coronary atherectomy A report from the CAVATE I and II Investigators. J Am Coll Cardiol 28：645-651, 1996.

IV-2 トラブルシューティング

合併症への対応

清野義胤 公益財団法人星総合病院心臓病センター

DCAは他のデバイスとは違い，そのウインドウをプラークの方向に向けてカッターで削ることにより，偏在したプラークを意図的に切除できる唯一の有効なデバイスである．しかし，硬くてプロファイルが大きく，しかもアグレッシブなデバイスであるため，冠穿孔を含めた大きな合併症の起きる可能性があり，使用に際しては熟練を要する．本項ではDCAにおける各種合併症の予防と対応について解説する．

冠穿孔

　DCAのなかでは最も重要な合併症であるが，決して他の治療手技と比べて多くはなく，今までの報告での頻度は0～3.3%であり，当院における冠穿孔の頻度も777例中0.9%である．カット回数が多ければ多いほど冠穿孔の頻度が多くなるわけではなく，通常，冠穿孔が起きる際，多くは数カットのDCAで起きる．つまり，単軸方向におけるプラークのない方向，あるいは長軸方向におけるプラークのない血管でカットした際に冠穿孔のほとんどが起きる．このため，IVUS所見とアンギオ所見との対比で，単軸方向および長軸方向における正確なプラークの分布の把握と，DCAカテーテルの正確なポジショニングやウインドウのプラーク方向への正確な回転操作が重要となってくる．

Point
- DCA冠穿孔のほとんどは，単軸方向におけるプラークのない方向や長軸方向におけるプラークのない血管をカットしたときに起きる．
- 単軸方向および長軸方向におけるプラークの局在の正確な把握が重要．

IVUSにおける血管径の評価

　DCAの適応病変としては血管径3.0mm以上の比較的近位部の病変であり，まずはDCAの適応の有無については厳格な評価が必要である．ステント冠穿孔の場合にはステントサイズと血管サイズとのミスマッチが主な原因であるが，DCAの場合にも血管径に応じたATHEROCUT®の適応サイズがあるため，ミスマッチは冠穿孔の原因となり，頭に入れておく必要がある．ときとして血管径のshrinkageを伴った狭窄のこともあり，その際には他の治療戦略を考慮する．

図1　ATHEROCUT®の適応サイズ

新しいDCA ATHEROCUT® ローテーター	サイズ	適応血管径 (mm)	従来の FLEXI-CUT 適応血管径 (mm)
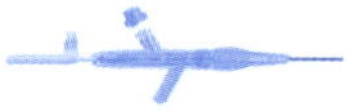	S	3.0〜3.4	S 2.5〜2.9
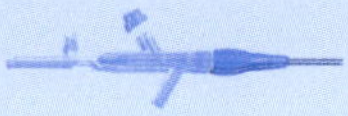	M	3.5〜3.9	M 3.0〜3.4
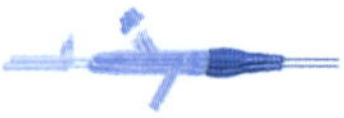	L	4.0〜4.4	L 3.5〜4.0

ローテーターの色／印字から適応サイズの確認が可能．カテーテルのサイズは同じで，バルーンのサイズの違いとなる．

　新しいATHEROCUT®（ニプロ社製）では，S，M，Lサイズが，従来のFLEXI-CUT（ガイダント社製）と違い，それぞれ0.5mmずつ大きくなっており注意を要し，IVUSで評価した対照血管径に応じたデバイスの選択を行う（**図1**）．ローテーターの色と印字で適応サイズが確認でき，カテーテルのサイズは同じでバルーンサイズにより適応血管径を変えている．

Point
- 病変部の血管径の正確な把握．
- 血管径に応じたATHEROCUT®を選択する．

IVUSにおけるプラークの局在と性状

　各病変におけるIVUSと血管造影の対比については別項を参照していただきたい。コントロールIVUSでは，病変部位におけるプラークが局在する方向とプラークがまったくない方向について，IVUS上何時方向にあたるかを把握し，側枝の方向，ワイヤーとIVUSカテーテルとの重なりとの関係，IVUSカテーテルとプラークの位置関係などをきちんと把握する。また，減衰エコーの有無や石灰化の分布と広がりなどの病変部のプラークの性状についても評価し，DCAによる有効なデブルキングが可能かどうかについても検討する。さらに病変の前後における血管のプラークの有無と局在についてもアンギオ所見との対比のもとに，正確に把握する必要がある。

Point

- プラークの局在の正確な把握。
- 側枝とプラークとの位置関係，透視上のワイヤー・IVUSカテーテル・プラークとの位置関係を参考に切除方向をイメージする。

テストカット

　切除方向が決定したら，まずはデバイスを病変まで挿入し，テストカットを行う。テストカットは，ウインドウをプラークの方向に回転させた後，通常10〜30psiの低圧で数回カットを行い，デバイスを抜く前に造影剤のテストショットを行い，冠穿孔がないかを確認した後にデバイスを抜去する。

　その後IVUSを観察し，意図した方向のプラークがカットされているかを確認する。テストカットの方向が正しければ，自信を持って同様の方向で圧を上げて病変部位をカットし，随時IVUSで確認し，さらにプラークの残っている方向へウインドウを15°ずつ回転させながら，カットを進めていく。この繰り返しで手技を進めていくが，デバイスの出し入れの過程で，必ず長軸方向で切除部位が病変部位とずれていないかについて，コントロール造影との対比により確認する必要がある。

　冠穿孔の原因として，単軸方向の切除方向のずればかりでなく，長軸方向の病変部位と切除部位とのずれに起因することも多く，特に繰り返しデバイスを出し入れしてデブルキングを行う際には，デバイスの長軸方向のポジショニングにも細心の注意を払う必要がある。

> **Point**
> - イメージしたプラークの局在がテストカットの切除方向と一致しているか？
> - 一致していなければ，切除方向のずれを修正する．

冠穿孔をきたした症例

症例1

　症例1は，左前下行枝の#6から#7にかけての狭窄性病変で，中隔枝の近位部ではプラークは7〜12時方向（RAOCAUでの前から下）に局在し，逆に1〜5時（後ろから上）にはまったくなく，中隔枝の遠位部ではプラークは1〜5時方向（後ろから上）に局在し，逆に7〜10時（前から下）にはまったくプラークはなかった（**図2**）．当初は中隔枝の近位部で前から下にウインドウを向けてプラークを切除していたが（**図3**），中隔枝の遠位部も同様の方向で数カットしたところ（**図4**），type 2の冠穿孔をきたし，IVUSでも中隔枝方向の前から下にディープカットと冠穿孔の所見を認めた（**図5**）．すぐにプロタミンでヘパリンを中和した後にperfusionバルーンで止血拡張を行った．瘤形成をきたしたが，バルーン止血拡張のみで，タンポナーデをきたすことなく手技を終了した（**図6**）．

　びまん性の病変では，プラークの局在は必ずしも同一方向とは限らず，螺旋状に偏在している場合があり，IVUSでの正確なプラーク局在の評価とそれぞれの部位に応じた正確な方向性粥腫切除が必要となってくる．

図2　症例1のコントロール造影とIVUS所見

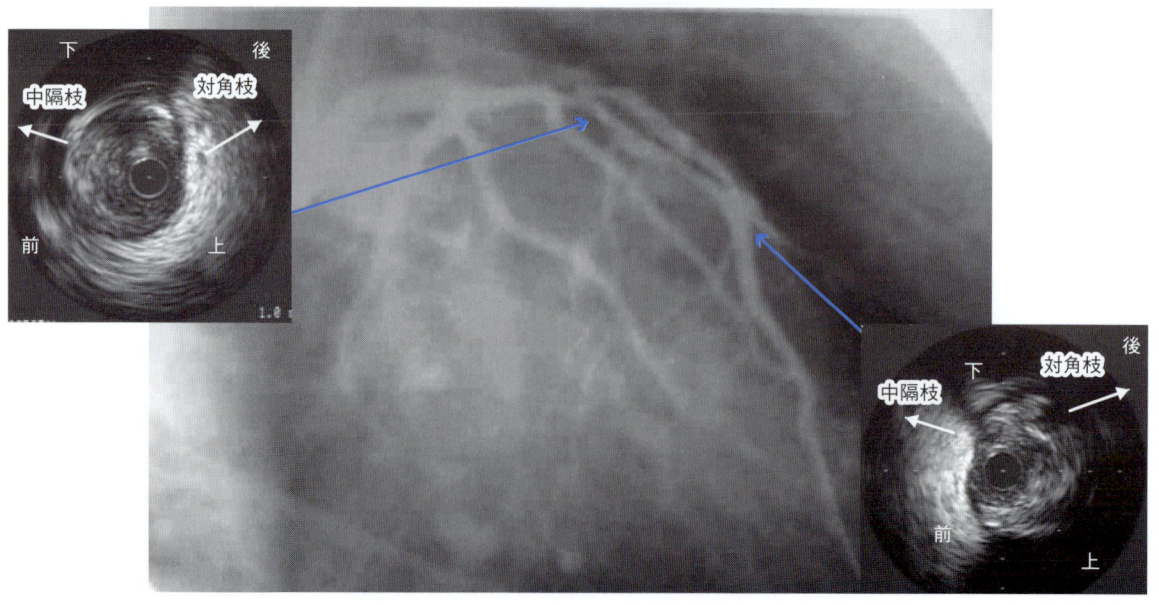

図3 DCA①

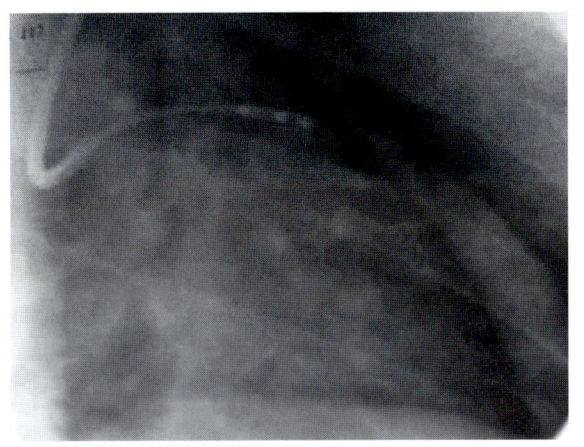

中隔枝の近位部に対し前側をカット

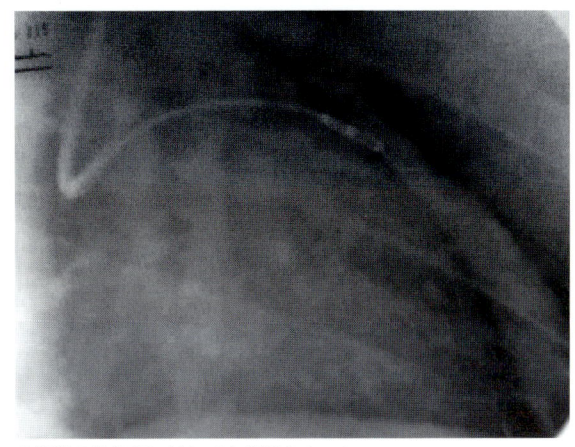

図4 DCA②

中隔枝の遠位部に対しても前側をカット

図5 冠穿孔後のIVUS所見

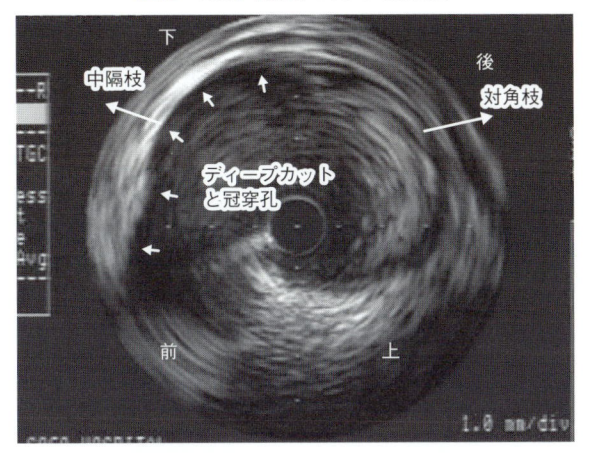

図6 最終造影

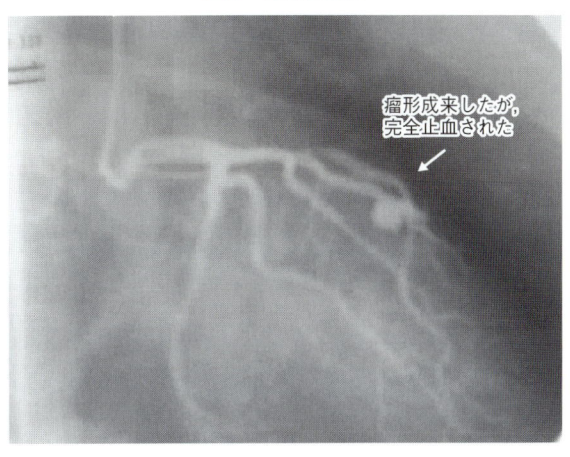

> **Point**
> - 中隔枝の近位部と遠位部で，プラークの局在が反対方向であった．
> - びまん性の病変では，近位部と遠位部のプラークの局在は必ずしも同方向とは限らない．

症例2

　症例2は，左前下行枝の対角枝と分岐直後の左前下行枝#7の狭窄性病変である（**図7**）．IVUSでは，対角枝と反対方向の前側から後ろ側に偏在するプラークを認め，長軸方向にはその遠位部にはまったくプラークは認められなかった（**図8**）．RAOCAUでウインドウを前に向けてテストカットを行い（**図9**），その後IVUSで観察したところ，前側のプラークがカットされ，上側のプラークが残存

していた（**図10**）。

アンギオ上は十分な血管径が得られていたが，残存プラークについては切除可能と考え，ウインドウを上に向けて手技を進めた。デバイスが少し遠位部に進んでいるのに気づかずにカットしたところ（**図11**），数カットだけでtype3の冠穿孔をきたし（**図12**），たちまちショック状態となった。経皮的心肺補助装置（percutaneous cardiopulmonary support：**PCPS**）を挿入し，心囊穿刺ドレナージを行いつつ，perfusionバルーンによる止血拡張を試みた。

しかし，DCAカテーテルを抜く際にガイドワイヤーが抜けてしまい，再挿入しようとしてもガイドワイヤーは穿孔部から血管外へしか進まず，LAD遠位部への再挿入はできなかった。このため，対角枝にガイドワイヤーを進め，perfusionバルーンをLADから対角枝に向けて止血拡張を行った（**図13**）。バルーン圧を下げていったが，穿孔部は血管が消失しており，まったく止血できなかった。その後，coveredステントをLAD本幹から対角枝に向けて挿入した結果，順行性の血管外出血は治まり（**図14**），いったん帰室できた。

しかし，その後もLADの遠位部からの出血が続き，心タンポナーデの状態は改善せず，最終的には外科的止血術＋冠動脈バイパス術を行った。病変部の血管径が2.5mmの比較的末梢の血管であり，DCAの適応の有無の評価についても問題があったが，このようなshort lesionでは長軸方向の厳密なポジショニングが重要であり，わずかな長軸方向のずれでも大きな冠穿孔につながる可能性がある。

図7 症例2のコントロール造影

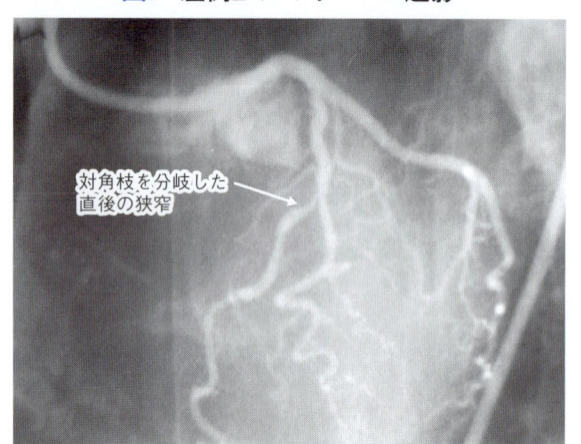

図8 コントロールIVUS

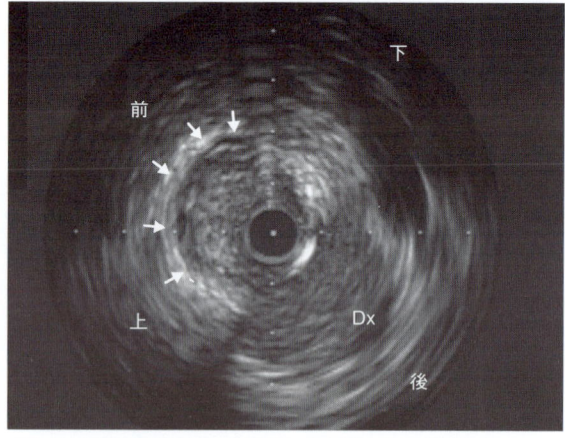

プラークは対角枝と反対方向の前側から上側にかけて局在している

図9 テストカット：FLEXI-CUTで5psi3回

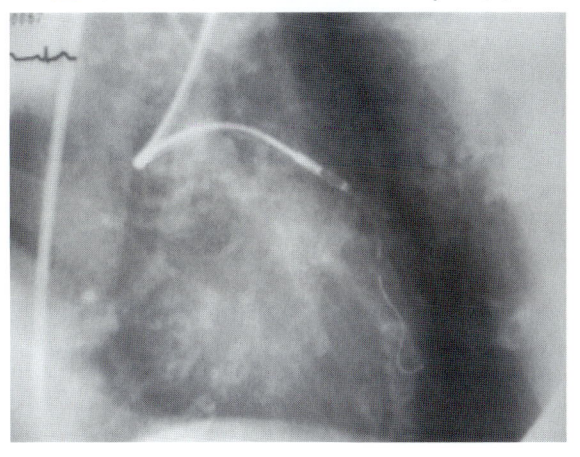

図10 テストカット後のIVUS

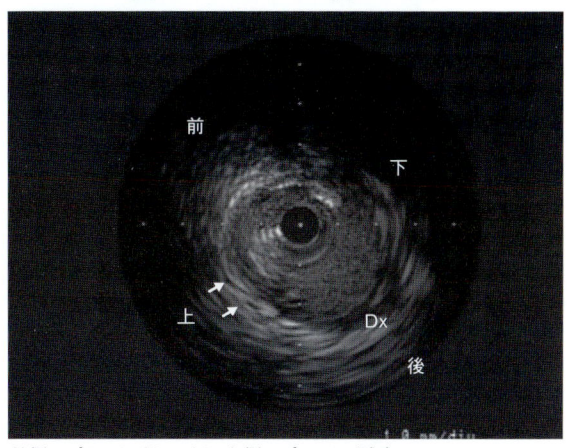

前側のプラークがカットされ，上側のプラークが残存している

図11 DCA-2

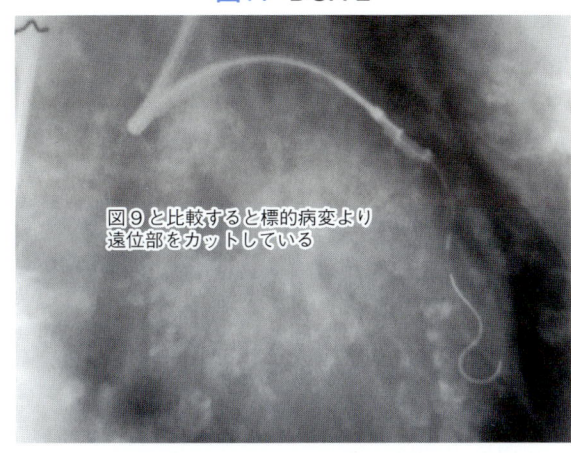

図9と比較すると標的病変より遠位部をカットしている

図12 Type2の冠穿孔

左前下行枝#7の血管壁は欠損し，ジェット状の血管外血流が認められる（Type3冠穿孔）

ガイドワイヤーは対角枝に挿入

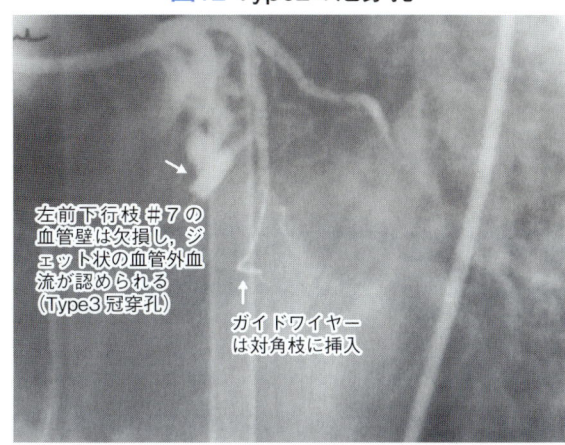

図13 perfusion バルーン

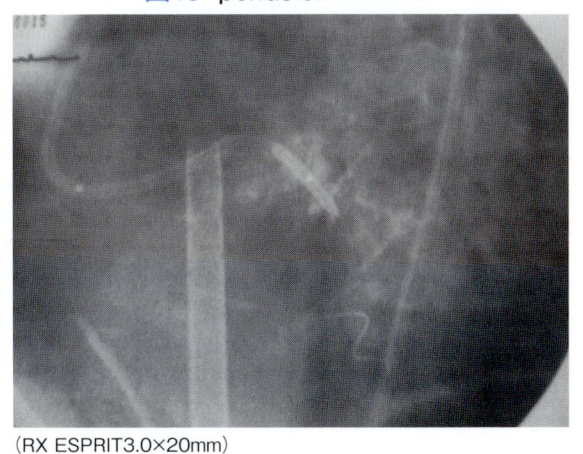

（RX ESPRIT3.0×20mm）

図14 coverdステント留置後

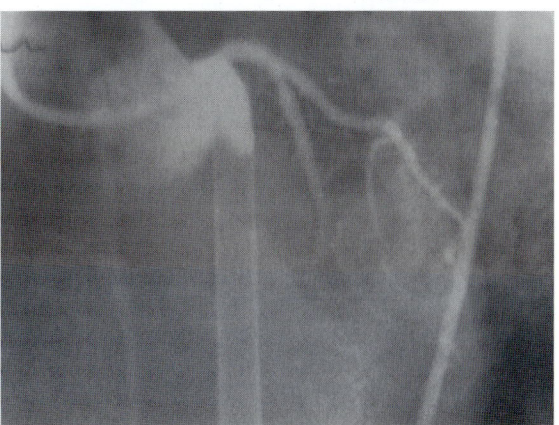

（JOSTENT 19mm）

Point

- short lesionでは，長軸方向における厳密なpositioningが重要。

IV トラブルシューティング

冠穿孔の対応

Ellisの分類（**表1**）にしたがって解説する。

表1　Ellisの分類

Type 1	Extraluminal crater without extravasation
Type 2	Pericardial or myocardial blush witout contrast jet extravasation
Type 3	Extravasation through frank (>1mm) perforation

（文献1より引用）

　DCAの冠穿孔が起こった場合，まずは活性凝固時間（activated coagulation time：ACT）のチェックをすぐに行い，プロタミンによるヘパリンの中和を検討する。

Ellisの分類Type1

　経過観察し，染み出しがなければ終了。術後24時間はタンポナーデの出現の有無についての注意深い観察が必要。

Ellisの分類Type2

　ヘパリンの中和を行いつつ，perfusionバルーンによる止血拡張。バルーン拡張圧は止血できる最小圧で1～2atmから開始し，10分おきに造影して止血が確認されれば，0.5atmずつ圧を減じ，10分ごとに造影して止血を確認しながら，0atmまで圧を減じ，止血されていれば，バルーンを抜去し，造影で染み出しがなければ終了。止血されていなければ，止血できる最小圧での拡張を30分から1時間行い，その後止血されていれば，0.5atmずつ圧を減じていく。

　Type2であれば，ほとんどはperfusionバルーンの長時間拡張で止血可能である。止血拡張の間は，ACTの頻回測定とヘパリンの中和，ガイドカテーテルの生理食塩水でのフラッシュによる血栓形成の予防，および血行動態の変化や心エコーによる心膜腔のエコーフリースペースの変化を随時チェックし，心タンポナーデが疑われたら，心膜穿刺ドレナージを進めていく。

　以下にType 2の症例を呈示する（**図15～20**）。

図15 コントロール造影

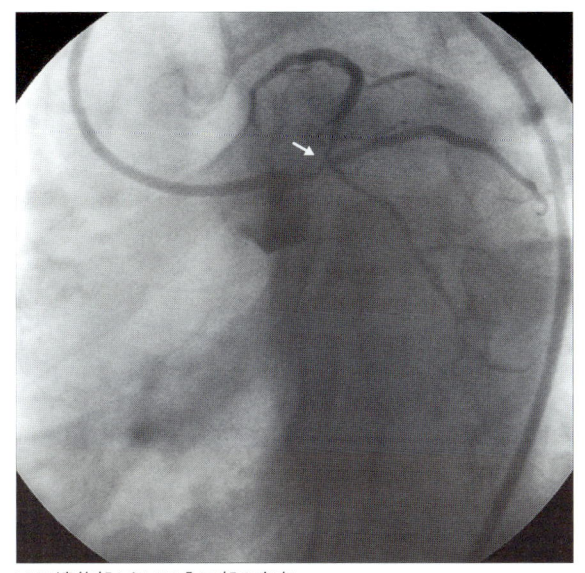

LMT遠位部からLAD入口部の病変

図16 DCA：前を中心に計51回カット

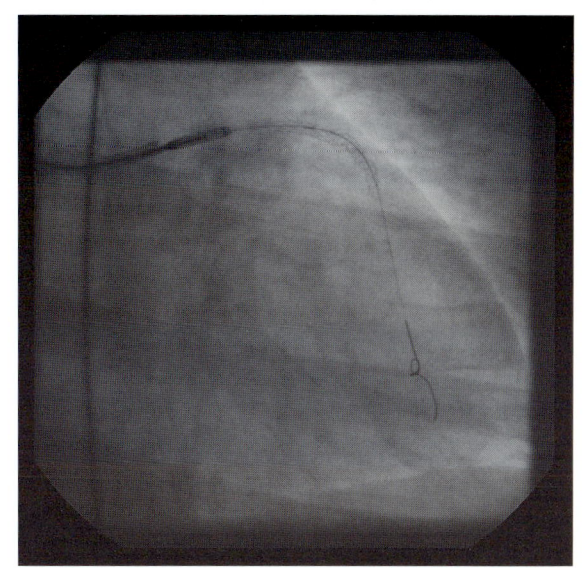

図17 Type2の冠穿孔

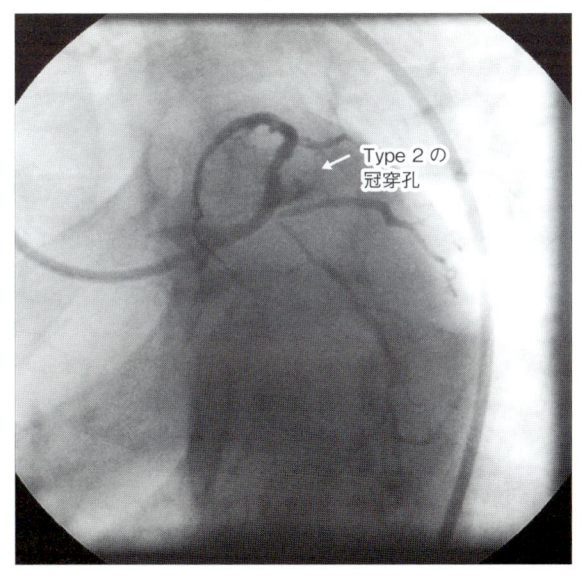

Type 2 の冠穿孔

図18 perfusionバルーン

perfusionバルーンをLMT～LADにかけて止血拡張

回旋枝の血流は保たれ，血行動態増悪をきたすことはなかった

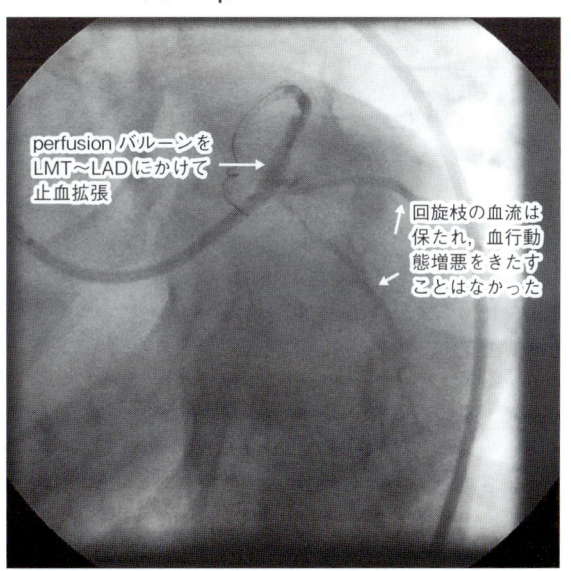

RX ESPRIT4.0×20mm 1atm 5.5分で止血。拡張中，左回旋枝の血流も保たれ，血行動態の増悪はなかった

IV トラブルシューティング

137

図19 最終造影　　　　　　　　　　図20 6年後の造影

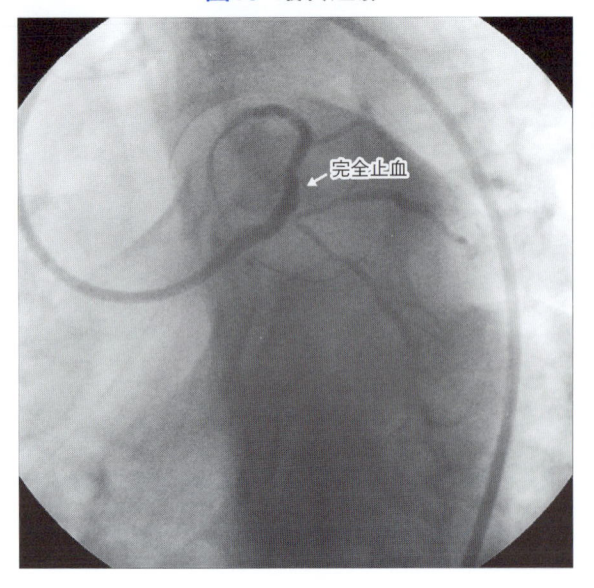

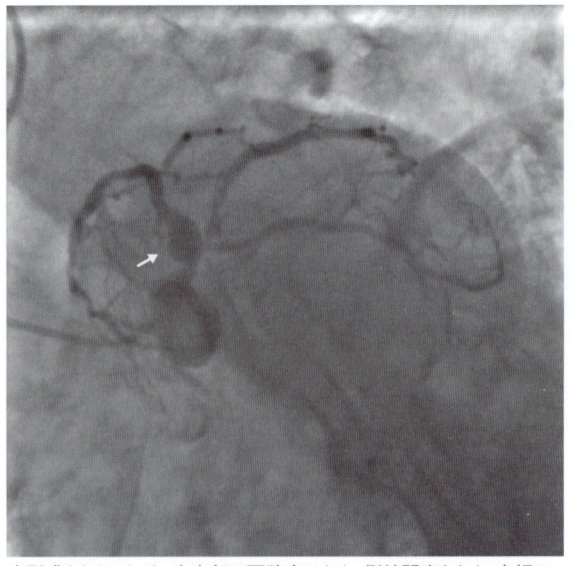

瘤形成をきたしたが，病変部に再狭窄はなく，側枝閉塞もなく，良好に経過している

Ellisの分類Type3

　造影所見でjet状の冠穿孔が認められたら，すぐにATHEROCUT®を病変部に挿入し，perfusionバルーンが準備できるまでの間の出血を最小限にとどめる。同時に，血行動態が急激に破綻する可能性があり，心肺蘇生術，人工呼吸管理，PCPSの準備，心膜穿刺ドレナージの準備を行う。

　PerfusionバルーンはIVUSを元にした対照血管径を参考に準備をし，準備ができたらできるだけ速やかにATHEROCUT®を抜去し，perfusionバルーンを病変部まで挿入し，1〜2atmの低圧で止血拡張する。このとき決してワイヤーを抜いてはならない。大きな穿孔ではワイヤーが抜けた後に再挿入できなくなることがある。

　心臓マッサージ，PCPS挿入，心膜穿刺も状況に応じて同時進行で手分けして進め，心臓外科医へも連絡しておく。Type3冠穿孔では，バルーン止血拡張だけでは止血は困難な場合が多く，coveredステントを準備する。coveredステントが準備できたら，perfusionバルーンを抜去してcoveredステントを挿入する。このデバイスの交換の間も相当量の出血をきたすため，できるだけ速やかに手技を進める。coveredステントはストラットが2枚重ねになっており，低圧では広がりにくく高圧を要することが多く，確実に止血されるまでバルーン拡張圧を上げていく。

　coveredステントの位置決めは，近位部から遠位部までしっかり穿孔部位をカバーするように長めに留置する。coveredステントでも止血されず，血行動態が安定しない場合には外科的止血術を考える。Type3の冠穿孔をきたした症例で，緊急外科的止血術を行った症例を示す（**図21〜26**）。

図21 コントロール造影

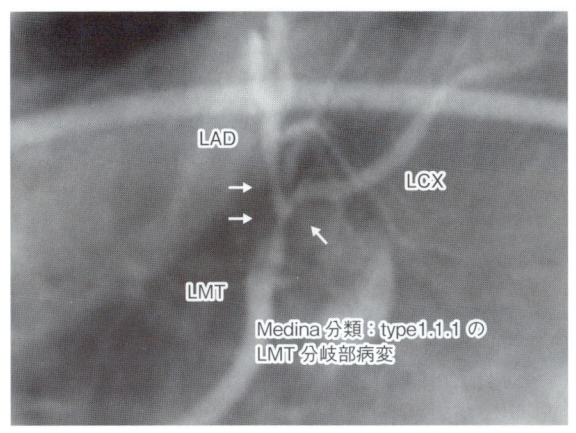

LMT分岐部病変
Medina 分類：type1.1.1 の LMT 分岐部病変

LMT分岐部病変

図22 LMT～LADにかけてのDCA

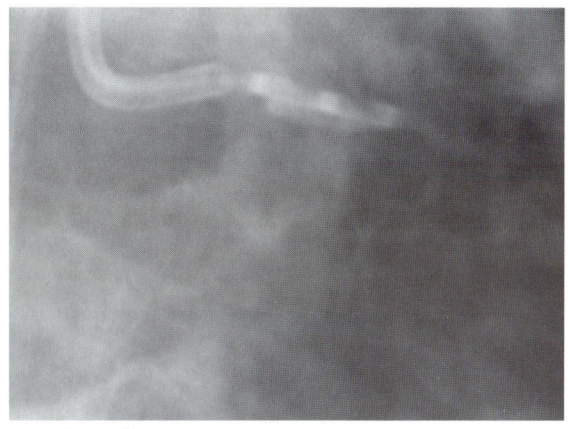

7Fr GTOにて計63回カット

図23 LMT～LADのDCA後造影

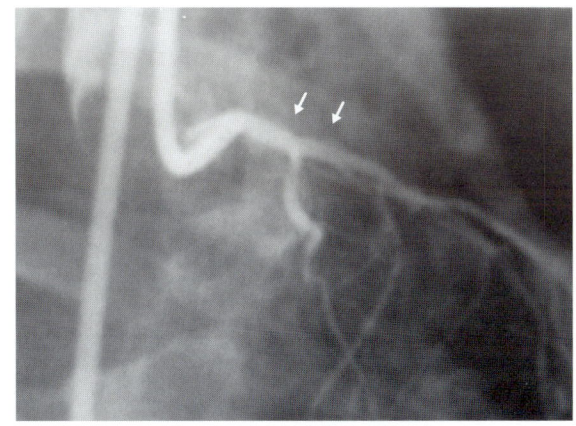

LMT遠位部～LAD入口部は良好な血管径が得られた

図24 LCXに対してのDCA

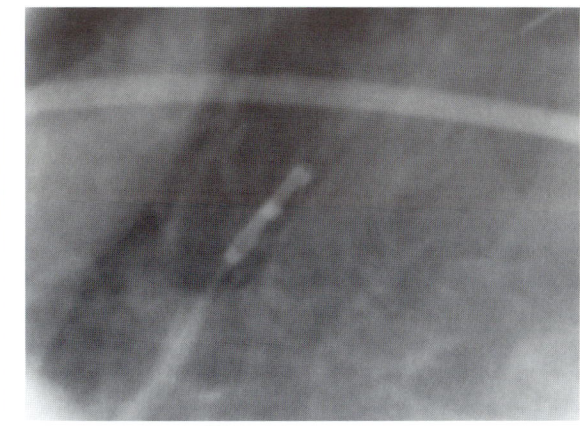

7Fr GTOにて5psiで3回カット

図25 Perfusionバルーン

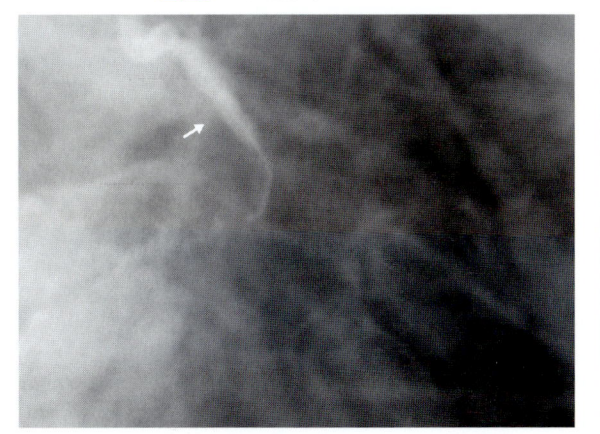

冠穿孔をきたし，LCX入口部をperfusionバルーンにて止血拡張

図26 Type3の冠穿孔

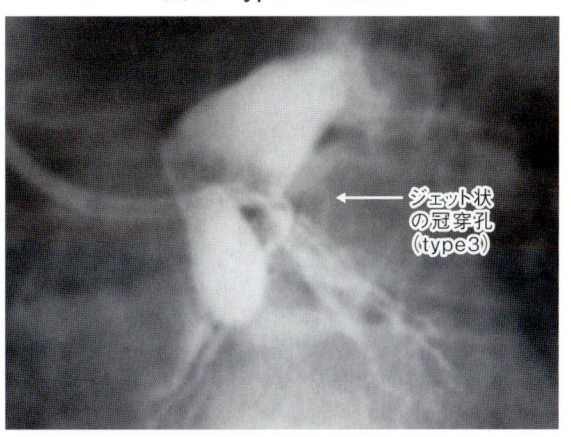

← ジェット状の冠穿孔(type3)

perfusionバルーンではまったく止血できず，PCPS挿入後外科的止血術へ

Point

- Type 1：経過観察と術後24時間の心タンポナーデについてチェック。
- Type 2：ヘパリンの中和とバルーン止血拡張。
- Type 3：ヘパリンの中和，バルーン止血拡張，coveredステント，人工呼吸管理，PCPS，心嚢穿刺ドレナージ，心臓血管外科への連絡。

その他の合併症

ガイドワイヤー穿孔

ATHEROCUT®を病変まで進めるためには，通常Grand Slam®（朝日インテック製）などのサポートワイヤーを使用するため，デバイスの出し入れの際にガイドワイヤー先端で冠穿孔をきたすことがあり，注意を要する。対応としては合併症対策の成書を参考にしていただきたいが，Emboli coilや脂肪組織あるいはスポンゼル®の注入による止血を行う。

no flow

減衰エコーを伴う病変の場合に注意を要する。特に長軸方向に長い範囲にわたって360°の減衰エコーが認められるような病変は高率にno flowをきたすため，DCAは禁忌である。特にlipid richなプラークの場合には，DCAは線維性被膜ごと切除するため，no flowの原因となるnecrotic coreが末梢へ流れる可能性が高く，注意を要する。

no flowをきたした際の対処法についても成書を参考していただきたいが，シグマート®，ニトロプルシドの冠注，あるいは自己血の冠動脈灌流，IABPのサポートで対処する。

末梢塞栓

切除組織の塞栓と血栓の末梢塞栓の可能性がある。血栓塞栓の場合には吸引カテーテルによる吸引を行い，その後ニトロプルシドなどの薬剤の冠注を行う。切除組織の塞栓の場合はより内腔の大きなマイクロカテーテルを末梢へ進め，吸引すると回収できることがある。

冠動脈解離

病変部へのカットによる解離と，ノーズコーンによる血管損傷に伴う解離が原因となる。その他，8Frのガイドカテーテルを使用するため，デバイスの出し入れの操作の際に，ガイドカテーテルで冠動脈入口部に解離を形成することもある。末梢の血流が問題なければ，optimalなデバルキングを行い，解離や血腫が残存していれば，ステント留置によるbailoutを行う。ガイドカテーテルの解離についてはIVUS所見に応じて随時ステント留置でbailoutする。

Point

- ガイドワイヤー穿孔：Emboli coil，脂肪組織，スポンゼルによる止血。
- no flow：シグマート®，ニトロプルシドの冠注，IABP。
- 末梢塞栓：吸引カテーテルからの吸引とシグマート®・ニトロプルシドの冠注。
- 冠動脈解離：ステント留置によるbailout。

今後の展望

　DCA治療手技にはlearning curveがあり，当院においても主要合併症は初期100例目までに集中しており，以後症例を重ねるに従い，減少している。

　薬剤溶出ステント（drug eluting stent：**DES**）のない時代においては，よりよい長期予後を求めるためにプラークボリュームをできるだけ減らしてoptimalなデバルキングを目指していたが，アグレッシブにデバルキングを行えば行うほどそれに反比例して合併症も増加していき，安全性を考えた治療手技を考える必要がある。

　特にDESの時代においては，合併症の少ない治療手技を目指すべきであり，今後DCAが有効に使用できるように普及させていくためには，合併症のより少ない安全な治療手技というものが大前提となり，そのためにはDCA手技の統一した教育システムとトレーニングシステムの確立が必要と思われる。

文献
1) Ellis SG, Ajluni S, Arnold AZ, et al：Increased Coronary Perforation in th New Device Era Incidence, Classfication, Management, and Outcome. Circulation 90：2725-2730, 1994.

V

カテ室スタッフの
ための
DCA講座

V

1 カテ室スタッフのためのDCA講座

バルーン，ステントとは違います。DCAではここに注意！

添田信之 星総合病院臨床工学科

> DCAを行うためには手技の内容，デバイスの原理と構造，起こりうる合併症などをスタッフ全員で理解，共有することが非常に重要である。そのことにより，より安全な環境を作りながら，DCAという理にかなっている手技のよさを理解していただきたい。

　まず大きな違いはDCAの手技にある。DCAとは，まずカテーテルを病変に持っていき，バルーンを拡げて冠動脈内のプラークに押し当て，カッターを動かして冠動脈内のプラークを除去する治療法である（**図1**）。よってDCA独特の適応や安全のための知識や合併症などが多く存在する。
　まず準備の段階から考えてみよう。

図1　DCAの構造

①病変部位にカテーテルを挿入

②切除する方向を決めたら，カッターを引き，バルーンを拡張させハウジングを病変に押しつける

③カッターを回転させ，プラークを切除する

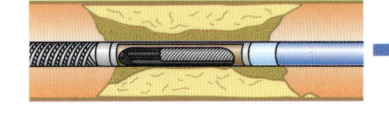

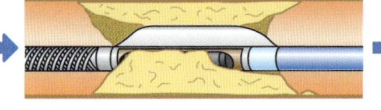

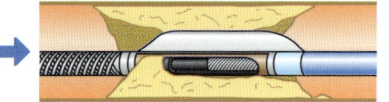

④方向を変え，残存するプラークにハウジングを押しつけ再度カッターを回転させプラークを切除する

⑤最終的に残存プラークをきれいに削り取って終了する

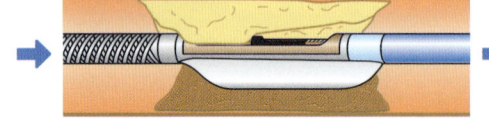

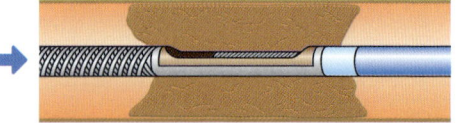

DCAの構造と従来品との違い

　カテーテル本体とモータードライブの2つの部品から構成される（**図2**）。モータードライブでシャフトを回転させカッターを進めるが，以前のDCAと異なる点はモータードライブの回転数が2,800回転から6,000回転に上がったことと，

ノーズコーンとハウジングの間にカッターが飛び出さないようにガイドワイヤーホルダーの役目をする的がついたことである（**図3**）。その的の中を，ガイドワイヤーを通過させるガイドワイヤーインサーターの器具が付属している。ハウジングから挿入することによりガイドワイヤールーメン以外のスペースを塞ぐことによってガイドワイヤーの挿入が容易になる（**図4**）。

図2 DCAの部品

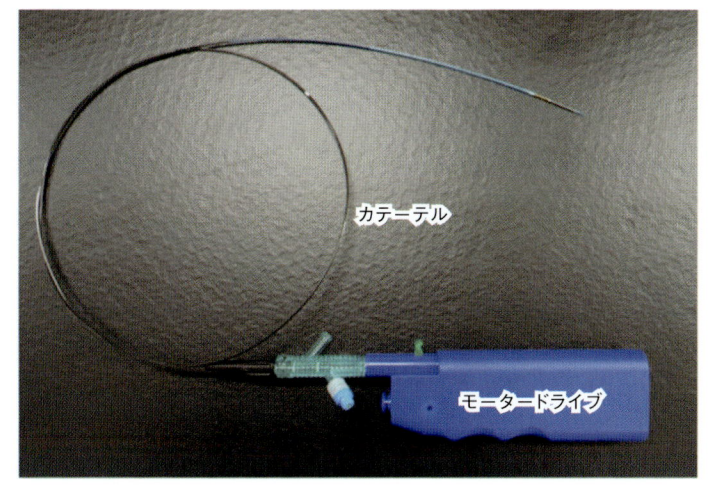

図3 カッターの飛び出し防止機構

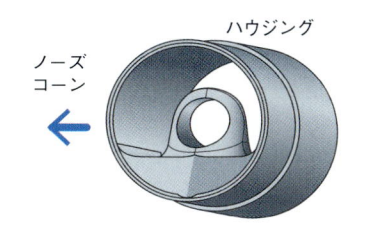

図4 ガイドワイヤー挿入用アクセサリー

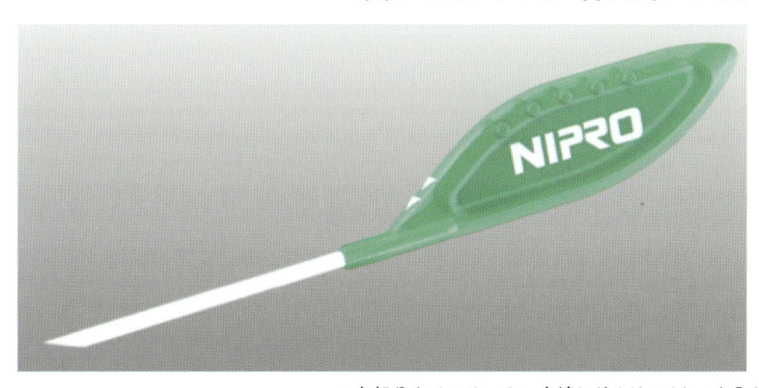

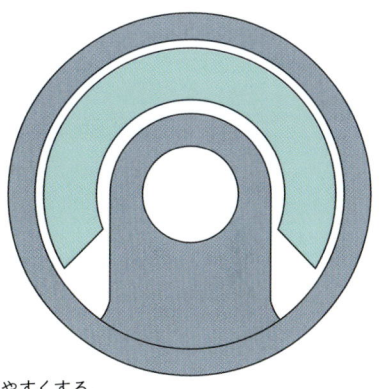

U字部分をインサータで充填しガイドワイヤーを入れやすくする。

準備：カテーテルのフラッシュ

　構造上2つのフラッシュルーメンが存在する。一つはガイドワイヤールーメン，もう一つはドライブシャフトのルーメンである。両方のルーメンとも，交通はあるものの非常に狭いクリアランスで作られているため，きちっとした準備フラッシュが必要である。もう一つのバルーンルーメンは，バルーンやステントと同様にドライパージで準備する。カテーテルにモータードライブを装着，

ガイドワイヤーインサーターをノーズコーンに挿入しカテーテルにガイドワイヤーを挿入する。ガイドワイヤーの挿入後，ガイドワイヤーインサーターを抜き，カッターを進めてロックする（**図5**）。この順番で準備を行うため，アシスタントはカテーテルに対する知識を十分持たなければいけない。

図5　カテーテルフラッシュの方法

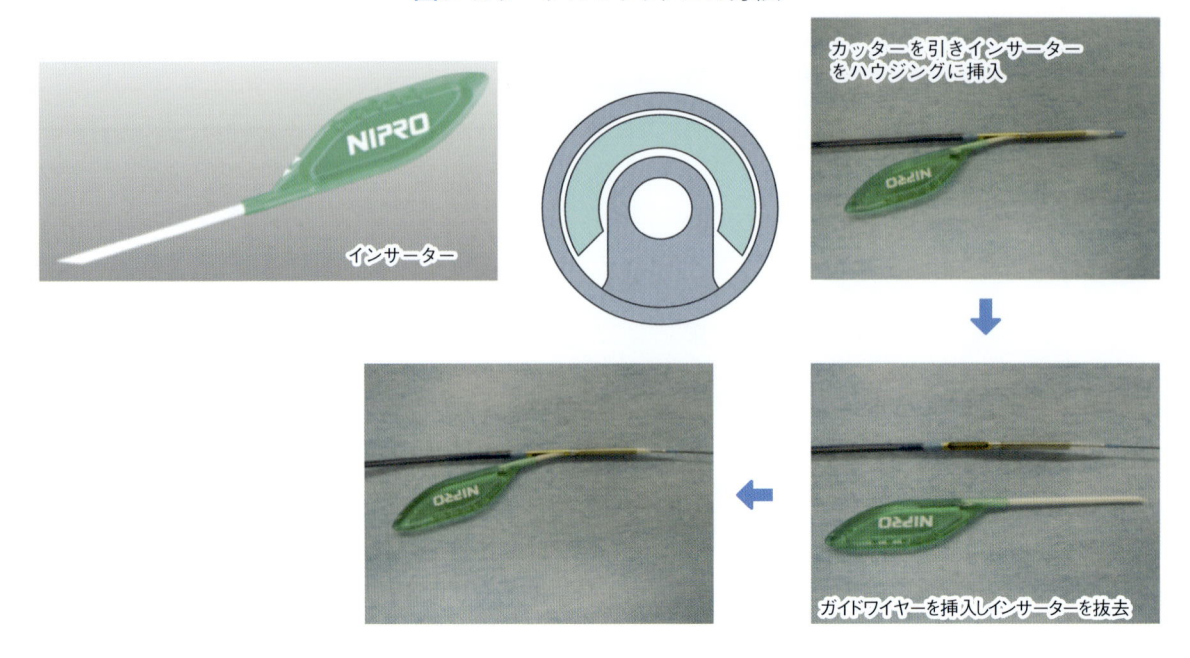

カテーテルの挿入

　続いて基本構造について解説する（確認）。シャフトサイズは，7Frでも可能であるが8Frで操作されることが望ましい。理由は8Frのほうがバックアップが強いことと，7Frであれば造影性能がやや落ちるからである。合併症発現時などに発見が遅れると，DCAの場合，非常に重篤な結果をまねく場合があるので筆者としては，はじめは8FrガイドによるDCAをおすすめする。また，ガイドカテーテルは内側のコーティングを施してあるカテーテルのほうが望ましい。

カテーテル挿入時の注意点

　DCAは構造上どうしても曲がらない部分が存在する（ハウジング部）。そのため，挿入するときにガイドワイヤーのバックアップとガイドカテーテルによるバックアップが必要になる。
　ガイドカテーテルの種類は，以前と同じようにJudkins curved left（JCL）とExtra-back-up（EBU），Qなどのカーブである程度バックアップの強いものが望ましい。ガイドワイヤーもある程度サポート性のあるものを選択しておくことが望ましい。

術中の注意点

　DCAに限ったことではないが，太いカテーテルを挿入していることで血行動態が悪化しないことをメディカルスタッフは把握しなければいけない。特に，はじめのカット時は虚血が強く出る可能性があるので要注意である。はじめは心電図変化や血圧の変動には気配りをもっていていただきたい。しかし，DCAではある程度カットしてしまうと虚血が少なくなり，安定が生まれるので早く削ってある程度の内腔を得てしまうことも大切なことの一つである。

　しかしその反面，DCAにはとても注意しなければいけないことがある。それは穿孔（perforation）である。削る方向を誤ると冠動脈穿孔を起こし，それがblowoutであると血行動態が破綻するので，切除以前のすべてに対して，アンギオとIVUSの読みが非常に大切である。

　術者とメディカルスタッフはチームであるから，ラウンドのメディカルスタッフがIVUSを解析しながら切除方向を術者と話し合いながら治療を進めていく姿が望ましい。筆者の施設では，まずcontrol IVUSを行い術者とアシスタント，ラウンドのメディカルスタッフが削る方向の話をし，テストカットを行い，再度IVUSを見て確認し，再度削るということの繰り返しをしながら手技を進めていく。この手技の最中も残存プラークの方向と血管径，血管面積等を医師にメディカルスタッフが伝えることにより，より安全で確実な治療ができる。

　これらの手技を安全に行うためには最低限の知識が必要である。その知識とは，冠動脈のオリエンテーションを理解することである。冠動脈のオリエンテーションを理解することでIVUSと両方から検討を加え，より安全なプラークの切除を行うことができる。

　筆者らが以前IVUSを解析し統計を取った結果からのデータであるが，まず左前下行枝（left anterior descending artery：LAD）のオリエンテーションを理解することが大切である（**図6**）。LADは上側を心外膜—すなわち心表面とすると，LADは前室間溝を走行し，心室中隔の真上を走行するので右側が右室，左側が左室となる。左側に対角枝，左冠動脈回旋枝（left circumflex coronary artery：LCX）が出現するが，対角枝が大きなメルクマールになる。統計上，95％以上の確率で対角枝の時計方向に90°回転させた方向が心表面側に位置する。LCXは対角枝と同じ方向から心腔内方向まで大きくバリエーションがあり，参考にならないので要注意である。すなわちLADのオリエンテーションは，対角枝をメルクマールに行えばほとんど間違えがない。アンギオ上はRAO，RAOCAUが対角枝とLADが重なるので理解しやすい。

図6　左前下行枝のオリエンテーション

Pericard

右室枝
対角枝
左前下行枝
中隔枝
回旋枝
心腔側

図7　左冠動脈回旋枝のオリエンテーション

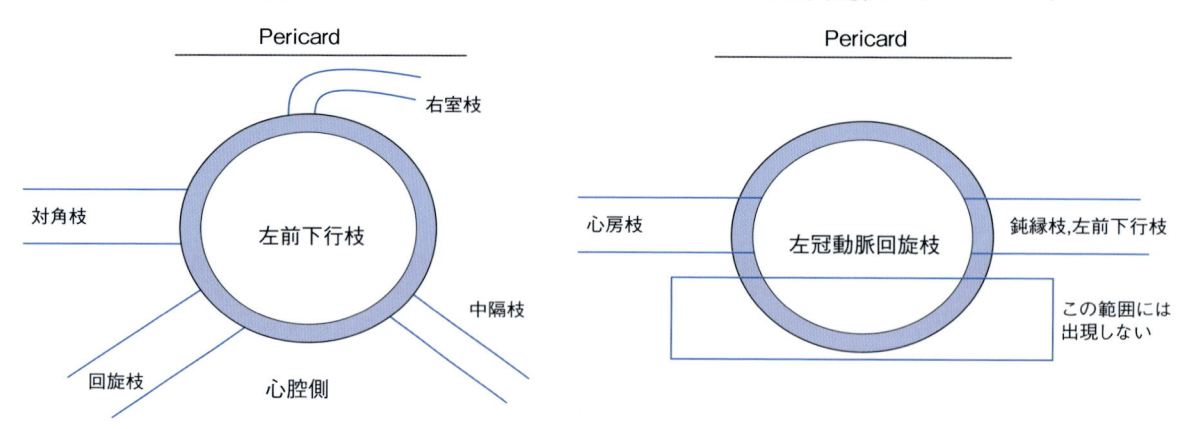

Pericard

心房枝
左冠動脈回旋枝
鈍縁枝，左前下行枝
この範囲には出現しない

　次にLCXのオリエンテーションである（図7）。LCXは上側すなわち—心外膜を心表面とするとLCXは左房室間溝を走行するので，右側が左室，左側が左房である。また，LCXの本管の心表面には入口部を除いてコロナリーサイナス（冠静脈洞）が存在する。右側から出現するLADと同じ方向に鈍角枝（obtuse marginal：**OM**）が出現し，その反対側の左側に心房枝が出現するが，心腔内方向からは，枝はほとんど存在しない。ただし逆に，心表面方向から出現する枝も存在したりするのでアンギオとガイドワイヤーのバイアスをオリエンテーションに絡ませて考えることが必須である。アンギオ上はSpider，SCAU，RAOCAU等のCAU方向が分離，理解しやすい。

　最後に右冠動脈（right coronary artery：**RCA**）のオリエンテーションである（図8）。RCAのオリエンテーションは上側を心外膜—心表面とすると右房室間溝を走行するから，右側が右房，左側が右室になる。右側に心房枝，左側に右室枝が出現する。ただし，心表面方向から出現する枝も存在したりするので，アンギオとGWのバイアスをオリエンテーションに絡ませて考えることが必須である。

　奥で考えれば，ガイドワイヤーを#4AVに挿入したと仮定し，心表面を上としたときに#4PDは半時計方向90°に存在する。すなわち，#4AVにガイドワイヤーを挿入してIVUSを観察すると#4PDの時計方向90°が心表面である。この#4PDと#4AVの関係は，統計学的にも非常に正しい。ただし，入口部とDistalでIVUSをまったく同じ角度で見ていることができるとは限らないので，入口部は前述のように枝の出現方向とアンギオとガイドワイヤーのバイアスをオリエンテーションに絡ませて考えることが望ましいといえる。さまざまな場面でガイドワイヤーのバイアスを利用するが，ガイドワイヤーのバイアスはアンギオ上のガイドワイヤーとIVUSのカテーテルの重なる方向をベースに考えてオリエンテーションを考えると誤差が少ない。

図8 右冠動脈のオリエンテーション

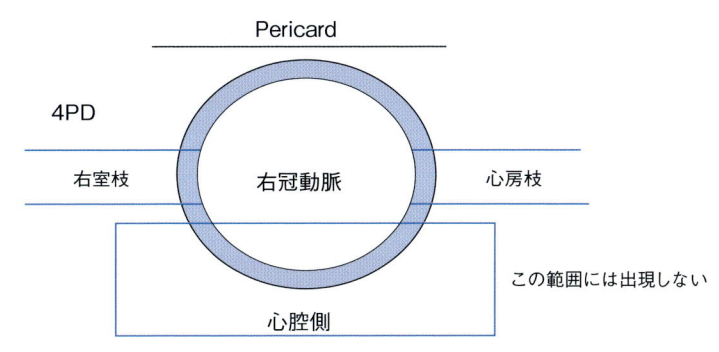

　もう一つ忘れてはいけないことがある。それはテストカットの重要性である。筆者の施設では，control IVUSを見た後に必ずテストカットを行い，確認のIVUSを行う。これは切除方向が間違っていないことの確認と同時に，カット圧に対するプラークの反応性を確認することである。血管によりカットの深さの反応性が異なることと，今回のデバイスのバルーン形状が偏心性バルーンになっていることと（P16 図5），大きくなっていることにより，より注意が必要である（図9）。

　また，心表面方向を切除するときは，大きく削りすぎると穿孔したときにblowoutしタンポナーデになる危険があるので，カット圧に対するプラークの反応性を見ながら慎重に手技を進める必要がある。カテ室には可能であればエコーの器械を1台常備することが望ましい。

図9 バルーンコンプライアンス

圧力 (atm)	4〜4.4mm 血管用	3.5〜3.9mm 血管用	3〜3.4mm 血管用
1	3.95	3.45	3.09
2	4.21	3.71	3.31
3	4.39	3.86	3.45
4	4.52	3.98	3.56

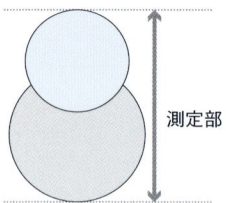

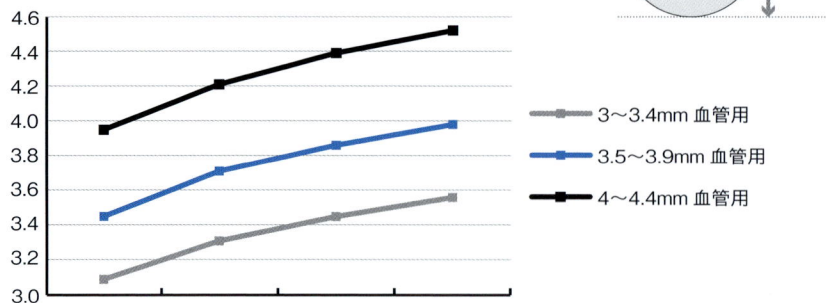

冠動脈穿孔時の対応

心外膜方向の穿孔（blow out）の場合

① とりあえずDCAデバイスを病変に挿入し，出血を少なくする。

② perfusion バルーンを速やかに準備し，DCAのカテーテルと交換する（ガイドワイヤーを決して抜かないこと）。

③ 同時並行で心嚢穿刺の準備を行う。短時間でタンポナーデになり血圧が低下するので，速やかに心窩部の消毒を行い，心嚢穿刺を行う。通常の長さでは心嚢に届かないことがあるので，穿刺針は長いものを用意しないとならない（100mm以上）。この間の血行動態の把握はカテ室スタッフの役目であるので，状況の変化を含め頻回に報告しなければならない。血行動態が維持できなければ何らかの補助循環が必要になる。DCAの穿孔は血行動態が破綻するので早めに経皮的心肺補助装置（percutaneous cardiopulmonary support：PCPS）を導入することが望ましい［もちろん大動脈内バルーンパンピング（intra aortic balloon pumping：IABP）も挿入する］。

④ もう一つの役目は活性凝固時間（activated coagulation time：ACT）のコントロールである。通常PCI時は300secを超えているが，穿孔直後はプロタミンを使用してリバースしなければならない。筆者の施設では3mL IV，その後データを確認して適宜追加し100〜130secまで戻して様子をみる。この間の冠動脈内閉塞などの時間の推移をきちんと報告するのもメディカルスタッフの仕事である。時間を報告することにより，医師はカテーテル内のフラッシュを行い，血栓による2次トラブルを防止する。

⑤ coveredステントの常備：ステントの穿孔も同様であるが，blowoutには何らかの処置が必要である．可能であればcoveredステントを留置して，その後の安全を担保したほうがよいと考える．ただし，coveredステントは正常拡張圧が非常に高く，破れた血管に対して拡げることがストレスでも，高圧をかけ確実に拡げるまで拡張しなければいけない．coveredステントで止血が完成したら可及的速やかにヘパリンで抗凝固を開始する．

このような知識がメディカルスタッフにもDCA施行時には必要となる．ただしこれらの知識はすべてのPCIに対しての必要な知識であるから，これらの知識を会得することによって，今まで以上によりハイレベルな治療環境，カテチームが作れることは間違いないことと考える．

Point

- DCAは，プラークを切除して取り出すというとてもリーズナブルな手技である．それに伴う合併症は重症化する可能性もある．その合併症を未然に防ぐためにはIVUSの読影は必須である．
- IVUSの精度を上げるためには，ガイドワイヤーバイアスを有効に使う必要がある．両方の情報を絡めさせて判断することにより，よりDCAの精度を上げることができる．
- さまざまな情報を提供することにより，より安全性を高めることができる．術者のみでDCAを行うのではなく，すべてのスタッフでDCAを行うという自覚が大切である．

索　引

あ

アドバンスコントロールレバー	109
イメージングコア	83
イメージングデバイス	65
インフレーションプレッシャー	89
ウインドウ	14
──の向き	57
エクスチェンジテクニック	54
エクストラバックアップ	54
エコーフリースペース	136
エンゲージポジション	30
エンドポイント	38
オリエンテーション	40

か

回転の方向	58
ガイドカテーテル	43
ガイドワイヤー	54
──アーチファクト	93
ガイドワイヤーインサーター	28, 145
ガイドワイヤーデバイス	92
ガイドワイヤーバイアス法	67, 68
拡張圧	108
カッター	17
合併症	129
カテーテルフラッシュ	22
カリーナシフト	86

冠

冠穿孔	20, 129, 132
冠動脈解離	140
冠動脈形成術	12
冠動脈瘤	126, 127
近位部病変	36
金属アレルギー	80
経皮的心肺補助装置	99, 134
血管の走行	78
限局部病変	36
減衰エコー	131
抗血小板薬	37
高速回転DCA	102
高度狭窄	86, 96
コネクター	14, 18

さ

サイドブランチ法	83
シャフト	14, 18
──コントローラー	31
親水性コーティング	105
心タンポナーデ	122, 134
心嚢穿刺	150
心膜穿刺ドレナージ	136
ステントエッジ	121
ステント再狭窄	80
ステントデリバリー	122
ステントレス	98

ストラットの方向	117
石灰化組織	103
石灰化のない病変	36
石灰化病変	101
切除	59
ソフトプラーク	110

た

待期的手術	80
大動脈内バルーンパンピング	150
ダイヤモンド様コーティング	103
窒化チタンコーティング	101
ディープカット	89
低プロファイル化	104
テストカット	41, 60, 94, 131
デバイスの抜去	35
デバルキング	68, 101, 116
──デバイス	64
ドッター効果	123
トルク	30, 82
──伝達	59

な

二重網がけ構造	18
ニッケル	80
ニトロプルシド	140
入口部病変	36

ノーズコーン	14

は

ハウジング	15
バルーニング	59
バルーン	16
光干渉断層装置	94
光干渉断層法	65
左回旋枝(LCX)	80, 119
左回旋枝入口部	86
左冠動脈回旋枝	80
──のオリエンテーション	148
左冠動脈主幹部(LMT)	118
左前下行枝(LAD)	64, 118
左前下行枝の オリエンテーション	148
びまん性狭窄	110
プラークシフト	38, 86
プラーク切除	61
フラッシュポート	22
フラッシュルーメン	145
フラップ	95
ブランチ法	65
ブレイドチューブ	15
プロタミン	150
分岐部病変	36
──の観察	83

ベアメタルステント ……………… 116
方向性の確認 …………………… 78
方向性の理解 …………………… 56
ポリアミドエラストマー …………… 14

ま

末梢塞栓 ………………………… 140
右冠動脈(RCA) ……………… 75, 120
　——のオリエンテーション ……… 149
モータードライブユニット ………… 14

や

薬剤溶出ステント ……………… 12, 75

ら

ロータブレーター ………………… 101
ローテーション …………………… 76
ローテーター ……………………… 30
ロックプレート …………………… 26

わ

ワーキングレンジ ………………… 16
ワイヤーバイアス法 …………… 68, 83

A, B

attenuated plaque ……………… 37
bare metal stent(BMS) ………… 116

C

co-axial ………………………… 122
complex stenting ……………… 86
coronary perforation …………… 99

D

DCA alone ……………………… 68
DCAの外観 ……………………… 14
DCAの構造 ……………………… 14
deep wall excision …………… 126
diamond like carbon …………… 17
DLCコーティング ………………… 17

F, I

floppy wire ……………………… 75
intra aortic
　　balloon pumping(IABP) …… 150
IVUS ………………………… 40, 83

J, K

Judkins curved right(JCR) …… 75
kissing balloon technique …… 87, 88

L

left anterior
　　descending artery(LAD) …… 64
lesion specific device ………… 86

M

major bifurcation lesion ⋯⋯⋯⋯ 86
motor drive unit (MDU) ⋯⋯⋯⋯ 103

N

necrotic core ⋯⋯⋯⋯ 140
no flow ⋯⋯⋯⋯ 140

O

optical coherence
　　tomography (OCT) ⋯⋯⋯⋯ 65, 94

P

percutaneous cardiopulmonary
　　support (PCPS) ⋯⋯⋯⋯ 99, 134
percutaneous old balloon
　　angioplasty (POBA) ⋯⋯⋯⋯ 12
perfusionバルーン ⋯⋯⋯⋯ 132

R

RAOとLAOの比較 ⋯⋯⋯⋯ 81

S

short lesion ⋯⋯⋯⋯ 134
shrinkage ⋯⋯⋯⋯ 130
single stent ⋯⋯⋯⋯ 100

T

target lesion
　　revascularization (TLR) ⋯⋯⋯⋯ 64

W

whip motion ⋯⋯⋯⋯ 82

記号

αループテクニック ⋯⋯⋯⋯ 123, 124, 125
％プラークエリア ⋯⋯⋯⋯ 38

DCAスターターマニュアル

2016年3月10日　第1版第1刷発行

■編　集	濱嵜裕司 はまざき　ゆうじ
	添田信之 そえだ　のぶゆき
■発行者	鳥羽清治
■発行所	株式会社メジカルビュー社
	〒162-0845 東京都新宿区市谷本村町2-30
	電話　03(5228)2050(代表)
	ホームページ http://www.medicalview.co.jp/
	営業部　FAX　03(5228)2059
	E-mail　eigyo@medicalview.co.jp
	編集部　FAX　03(5228)2062
	E-mail　ed@medicalview.co.jp
■印刷所	図書印刷株式会社

ISBN978-4-7583-1431-2　C3047

© MEDICAL VIEW, 2016.　Printed in Japan

- 本書に掲載された著作物の複写・複製・転載・翻訳・データベースへの取り込みおよび送信（送信可能化権を含む）・上映・譲渡に関する許諾権は，(株)メジカルビュー社が保有しています．
- JCOPY〈(社)出版者著作権管理機構 委託出版物〉
  本書の無断複写は著作権法上での例外を除き禁じられています．複写される場合は，そのつど事前に，(社)出版者著作権管理機構（電話 03-3513-6969, FAX 03-3513-6979, e-mail：info@jcopy.or.jp）の許諾を得てください．
- 本書をコピー，スキャン，デジタルデータ化するなどの複製を無許諾で行う行為は，著作権法上での限られた例外（「私的使用のための複製」など）を除き禁じられています．大学，病院，企業などにおいて，研究活動，診察を含み業務上使用する目的で上記の行為を行うことは私的使用には該当せず違法です．また私的使用のためであっても，代行業者等の第三者に依頼して上記の行為を行うことは違法となります．